홈 트레이닝 및 필라테스 강사를 위한

밴드 필라테스
교과서 BAND PILATES

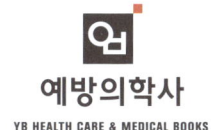
예방의학사
YB HEALTH CARE & MEDICAL BOOKS

대표저자 : 양지혜

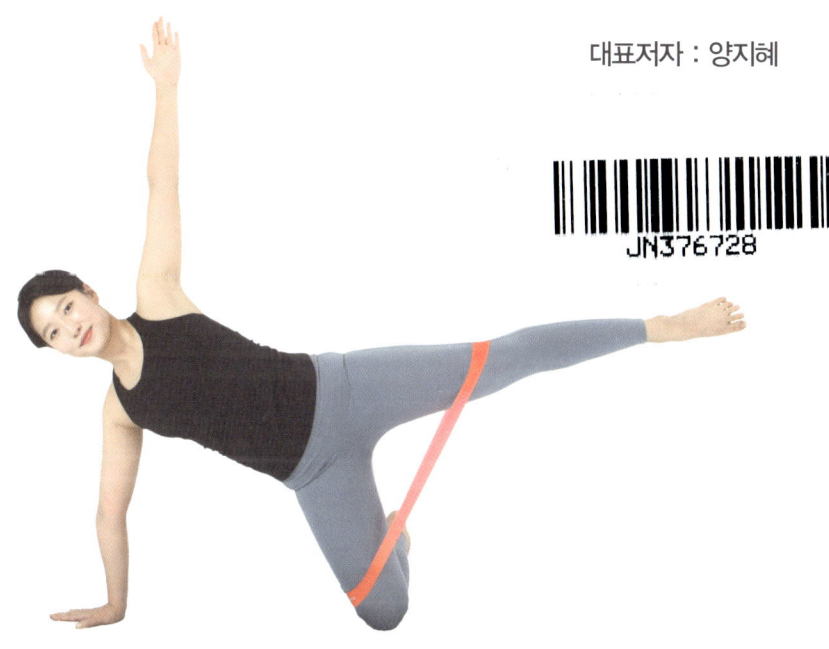

KPEA 재활 예방운동 연구소
http://cafe.naver.com/prehablab

홈 트레이닝 및 필라테스 강사를 위한

밴드 필라테스 교과서 BAND PILATES

초판 1쇄 인쇄 2019년 10월 28일
초판 1쇄 발행 2019년 10월 28일

지은이 양지혜
공동저자 백형진, 양홍석, 김지민, 김춘매, 이시은, 이미령
표지디자인 김현수
편 집 백형진, 백은영
감 수 김보성

발행처 예방의학사
주 소 서울특별시 영등포구 버드나루로 59, 403호
문의처 010-4439-3169
이메일 prehabex@naver.com
인쇄·편집 금강기획인쇄(02-2266-6750)

ISBN 979-11-89807-16-0
가 격 15,000 원

*저자와의 협의에 의해 인지를 생략합니다.
*이 책은 저작권법에 의해 보호를 받는 저작물이므로 동영상 제작 및 무단전재와 복제를 금합니다.
*잘못된 책은 구입하신 서점에서 교환해 드립니다.

저 자

양지혜
現 국민대학교 스포츠문화산업 헬스케어 외래교수
現 KBS 스포츠예술과학원 재활스포츠 외래교수
現 국제재활코어필라테스협회 교육이사
前 MBC아카데미뷰티스쿨강남본원 교육실장
차의과학대학교 통합의학대학원 자세체형 전공
'밴드 필라테스 교과서' 대표저자
'폼롤러 필라테스 교과서' 공동저자
'선수트레이너의 모든것' 공동저자
'오버커밍 그레비디' 공동역자
'WADO 볼 테라피' 공동저자

백형진
現 대한예방운동협회 협회장
現 국민대학교 스포츠문화산업 헬스케어 지도교수
現 KBS 스포츠예술과학원 재활스포츠 총괄지도교수
現 한양대 미래인재교육원 겸임교수
現 바디메카닉 총괄이사 (BM Pilates & PT)
現 국제재활코어필라테스협회 교육이사
現 세계태권도품새트레이너협회 교육이사
前 한림연예예술고등학교 바디라인 강사.
前 세계킥복싱연맹(WKF) 국가대표팀 코치
前 세계보디빌딩연맹 국가대표팀 컨디셔닝 코치
前 아시아선수권 사이클 국가대표팀 AT

양홍석
現 WGYM 대표 & W필라테스 대표
現 온유 크라이오 & 테라피 동해 대표
前 복싱 강원대표선수
現 대한예방운동협회 강원지부장
'짐볼 필라테스 교과서' 대표저자
'BLAZEPOD 플래시 반응 트레이닝' 공동저자
'밴드 필라테스 교과서' 공동저자
'서스팬션 필라테스 교과서' 공동저자

김지민
W필라테스 센터장
CORE PILATES MAT PILATES 수료
CORE PILATESREFORMER / CCB 수료
컨디셔닝 케어 스페셜리스트(CRS) 자격수료
CORE PILATES INSTRUCTTOR COURSE Certicication
'짐볼 필라테스 교과서' 공동저자

김춘매
W필라테스 강사
코어필라테스 연구회 연구원
BAND PILATES Certicication
프리햅 예방운동전문가
'서스팬션 필라테스 교과서' 공동저자
'짐볼 필라테스 교과서' 공동저자

이시은
W필라테스 강사
물리치료사 면허
코어필라테스 연구회 연구원
FOAM ROLLER PILATES Certicication
산전산후 필라테스 전문가
'밴드 필라테스 교과서' 공동저자

이미령
W필라테스 강사
코어필라테스 연구회 연구원
프리햅 예방운동 전문가
FST 근막스트레칭 전문가
프리스팀 근막이완 테크닉
'짐볼 필라테스 교과서' 공동저자

밴드 필라테스 교과서

필라테스 지도자와 교습생을 위한 교과서 시리즈 3권 (매트, 리포머, CCB)를 출간 이후 소도구 필라테스 교과서 시리즈를 기획하고 폼롤러 필라테스 교과서 다음 어떤 소도구에 관련된 매뉴얼이 필요할까 고민하였고, 실제 필라테스에서 폼롤러 만큼 활용도가 높은 것이 밴드인데 그럼에도 불구하고 밴드는 기존 재활운동에서 활용되기 시작해서 피트니스에서도 활용도가 높으며, 다양한 소재와 강도로 나오며 홈트레이닝에서도 사랑받는 소도구지만 그 활용 방법은 매우 기초적인 동작들이거나 저 강도의 재활운동 방법뿐이었는데, 이 책에서는 밴드를 활용한 필라테스 동작을 밴드의 다양한 형태와 특성을 활용해서, 일반 밴드 형태, 루프 밴드, 튜빙 밴드 최근에 나온 4방향으로 동시에 운동이 가능한 형태의 스파이더 코드까지 다양한 모양과 특성에 맞춰 필라테스와 결합하여 그 활용도를 더 극대화하게 되었습니다. 그래서 이 책에서는 4가지 종류의 샌트 밴드를 활용하여 200여 가지 필라테스 응용 동작을 통해서 운동의 효과를 극대화하고, 누구나 쉽게 이 동작을 할 수 있도록 다양한 동작 사진과 설명을 통해 효율적이며 즐거운 운동이 될 수 있도록 하고자 합니다. 앞으로 짐볼, 서클링, 스파인코렉터, Arc, 점핑 보드, 스프링보드, 미니 볼, 토닝 볼, 보수, 서스펜션 필라테스 시리즈 또한 출간 예정이며 대한예방운동협회 바디메카닉 팀원들과 코어 필라테스 연구회 연구원 분들과 앞으로도 지속적으로 노력하여 알차고 좋은 내용으로 찾아뵙도록 하겠습니다.

2019년 11월 1일
대표저자 양 지 혜

Contents

서문 ·· 4

Ch.1 밴드 필라테스의 이해. ······································· 7

- 밴드의 역사
- 왜(Why) 필라테스에서 밴드를 사용할까요?
- 필라테스 12가지 원리
- 밴드 필라테스의 장점 및 효과
- 밴드 운동 시 주의사항
- 나에게 맞는 밴드를 고르는 방법
- 밴드의 강도와 선택 방법
- 색상별 저항력 & 강도 선택
- 밴드 필라테스 호흡 방법
- 밴드 필라테스의 코어와 정렬의 중요성
- 밴드 필라테스 운동 가이드

Ch. 2 밴드 필라테스의 적용 (213가지) ················· 25

- 밴드 운동 시리즈 (123가지)
  - 시팅&라잉 시리즈 (70)
  - 프론 시리즈 (13)
  - 사이드 시리즈(6)
  - 닐링 시리즈 (10)
  - 스텐딩 시리즈 (24)
- 루프 밴드 시리즈 (54)
- 스파이더 코드 시리즈 (19)
- 튜빙 밴드 시리즈 (17)

부록 ··· 139

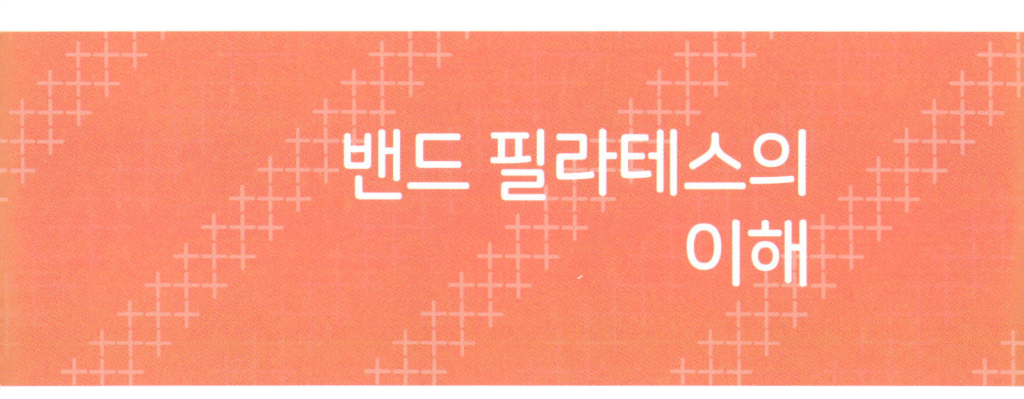

Chapter 1

밴드 필라테스의 이해

밴드의 역사

탄력 저항 운동은 지난 100여 년 동안 근력 향상을 위한 트레이닝에 사용되어 왔습니다.

처음 1901년 시카고 일리노이주에서 생산된 Whitely Exerciser 불리는 탄력 저항 기구 탄생의 시작으로 1960~70년대에 재활을 목적으로 한 근육 트레이닝에 있어 탄력 저항운동이 효과를 보이자 수술용 튜브, 자전거 튜브를 사용하여 근육 손상이나 근육 약화를 치료하기 위한 기구로 사용되어 왔으며, 1978년 2명의 물리치료사가 치과에서 사용되던 고무제품을 개량하여 점진적인 탄력 저항 개념의 제품을 개발되어 현재까지 다양한 곳에서 활용(집, 필라테스, 요가 스튜디오, 스포츠 현장, 피트니스, 병원, 유아 체육, 젊은이에서부터 노인, 환자 그리고 건강한 사람까지) 되며 연구활동도 함께 진행되고 있습니다.

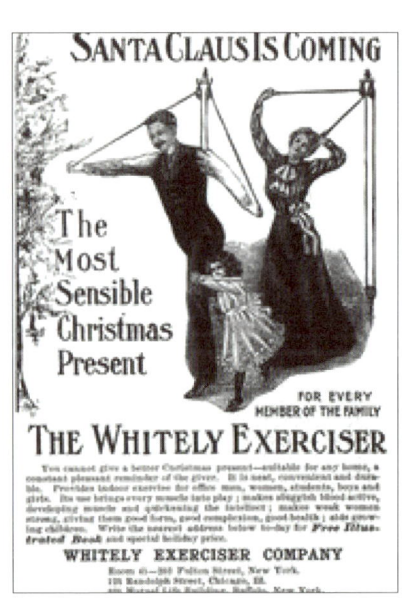

왜(Why) 필라테스에서 밴드를 사용할까요?

필라테스 운동에는 맨몸과 소도구로 기구 없이 할 수 있는 동작들이 있고, 기구 필라테스라고 하는 바렐과 캐딜락, 리포머, 체어 등 스프링의 탄성을 운동 저항으로 활용하는 동작들도 있다.

이 중에서도 소도구 필라테스에서 가장 활용도가 높은 소도구 중 하나가 바로 밴드인데 기존에 덤벨을 활용하는 것보다 밴드를 활용하면 근육의 활성도는 비슷하지만 안정성 면에서 큰 차이를 보여주며, 부상의 위험 또한 낮기 때문에 밴드를 이용한 필라테스 운동법은 밴드의 탄성을 운동 저항으로 이용해 운동하기 때문에 부상의 위험이 적고 지속적인 저항을 느낄 수 있어 효과적인 운동이 가능하며, 강도 조절이 용이하고, 밴드 하나로 200여 가지 다양한 운동 동작을 할 수 있고, 대근육뿐만 아니라 작은 근육 및 섬세한 조직의 재활 및 필라테스 트레이닝에 특화된 소도구로 탄성 저항을 이용한 운동은 운동 내내 일정한 탄성을 유지하고 규칙적인 저항을 공급하기 때문에 임상적으로 관절 및 근육에 무리가 가지 않기 때문에 간편하면서도 효율적인 방법으로 성인뿐만 아니라 노약자 및 임산부, 어린이까지 기구가 없이도 정통 필라테스 기구인 캐딜락, 리포머 등의 기구를 이용한 운동과 비슷한 운동효과를 낼 수 있다. 밴드를 이용한 운동으로 전신 근육의 균형적인 발달을 느낄 수 있을 것이다.

밴드 필라테스를 본격적으로 하기 전에 필라테스에서 왜 밴드를 사용하는 것이 도움이 되는지 어떻게 필라테스의 원리들을 접목하여 지도할지를 지도자 라면 생각해 보아야 한다. 필라테스의 6대 핵심 원리들과 현재의 좀 더 진보되고, 업그레이드된 원리들까지 총 12가지의 원리들이 밴드 필라테스를 현장에서 적용하는데 어떻게 적용해야 하는지 알아보자.

필라테스 12가지 원리(Principle)의 이해

1. 집중 (Concentration)
첫 번째는 집중의 원리로 동작에 집중하여 신체와 정신을 연결시켜야 하는데 특히 밴드 필라테스는 고무라는 탄성적인 도구를 활용해 실시하기 때문에 동작을 바르게 이해하기 위해서는 가장 먼저 동작에 집중하여 신체의 어느 부위든, 어느 움직임이든 간과해선 안되고 지금 하고 있는 동작에 항상 집중해서 실시를 해야만 한다.

2. 조절 (Control)
두 번째는 조절인데 신체를 동작의 처음부터 끝까지 집중하여 동작의 모든 면을 조절해야 하는데 밴드를 이용하면 자연스럽게 탄성의 변화에 따라 중심을 잡는 과정에서 크게 보이는 몸의 동작뿐만이 아니라, 손가락, 머리, 발가락까지의 자세, 허리의 만곡, 손목의 회전, 다리의 벌림이나 오므림까지도 조절해야 하기 때문에 조절 능력을 향상시키는 데 도움이 된다.

3. 호흡 (Breathing)
세 번째 필라테스 호흡법을 이용하여 파워하우스를 강화시키는 효과가 있는데 밴드 필라테스를 하는 동안 파워하우스에 집중한 상태에서 흉곽의 동작을 위주로 하는 호흡법을 이용하며 동작해야 한다.

4. 중심화 (Centering)
네 번째 늑골 하부에서 장골능 사이의 부위가 '코어(core)' 인데 조셉은 이를 '파워하우스'라고 했는데, 코어는 모든 신체 동작의 시작이며, 필라테스의 목적은 코어를 안정화하는 것이다. 밴드 필라테스는 밴드의 특성인 탄성으로 지속적인 코어를 활성화하는데 특화된 소도구로 다른 도구보다 코어 트레이닝에도 활용도가 높다.

5. 정확성 (Precision)
다섯 번째 밴드 필라테스를 하는 동안 각 동작은 '양'보단 '질'이 우선적으로 고려돼야 하는데, 특히 임산부 필라테스는 동작을 정확하게 움직일 수 있게 해야 하는 것이다.

6. 유동적 움직임 (Flowing Movement)
여섯 번째 밴드 필라테스 동작은 뻣뻣하거나 급작스럽지도, 너무 빠르거나 너무 느리지도 않게 움직임이 생성되어야 한다. 동작은 처음부터 끝까지 부드럽고 유동성 있게 일어나야 한다.

필라테스 12가지 원리(Principle)의 이해

7. 인식(Awareness)
일곱 번째, 인체의 감각을 인식하여 의식적인 조절을 하고자 하는 것이다. 인체의 감각과 정보에 집중하고 인식하여야 무의식적인 반사적 동작을 하지 않게 되는데 전통 필라테스의 '조절'이 신경의 운동기능을 강조한 것이라면, 현재의 '인식'은 신경의 감각기능을 강조한 것이다.

8. 신연(Lengthening)
여덟 번째, 조셉은 모든 동작에 신연을 포함시켰다. 관절의 신연이 일어나면 관절은 최대의 동작 범위로 가동되며, 코어는 최대한 멀리 가게 되어 지렛대 효과를 가져온다고 했다. 필라테스 동작에서 관절의 신연 시 근육은 관절의 최대 동작 범위와 저항의 최대치로 운동할 수 있다. 구심성 수축이 일어나는 운동만이 아니라 원심성수축이 일어날 수 있게 움직이며 코어의 적절한 지지가 있어야 하며 밴드 운동 시 특히 이 부분이 중요하다.

9. 정렬(Alignment)
아홉 번째 호흡은 근육의 작용으로 이루어진다. 호흡근의 대부분은 자세를 유지할 때 사용되는 근육이므로, 밴드 필라테스를 하는 동안 호흡과 자세는 바른 정렬을 유지하는데 적용되는 것이며, 올바른 호흡은 올바른 자세에서 이루어지는 것이다.

10. 척추의 분절화(Spinal articulation)
열 번째 조셉은 롤링 동작에서 척추의 신연과 분절을 강조하였다. 척추의 분절 시 척추의 작은 근육들을 포함한 모든 근육을 운동시키고 작은 근육들이 발달되면서 자연적으로 큰 근육들을 강화하는 데 도움이 된다고 했는데 특히 밴드를 활용하면 탄성을 활용하여 척추의 부담을 덜어주며, 미세 조절로 강화와 분절화에도 도움이 된다.

11. 협응성(Coordination)
조셉은 '신체와 정신의 완벽한 균형이란 신체와 정신의 완벽한 협응'이라고 했다.
협응 이란 다수의 근육들이 연합하여 복잡한 목적 동작을 만드는 것이라고 하였고, 협응성을 통하여 동작의 유동성을 만들 수 있으며, 한 동작에서 다음 동작으로 부드럽게 전환시킬 수 있어야 하기 때문에 밴드 필라테스에서 제시하는 다양한 시퀀스와 베리에이션을 통해 협응성을 높여 보길 바란다.

12. 지속(Persistence)
운동의 효과는 장시간에 걸쳐서 점진적으로 나타나게 되는데, 지속력은 특히 필라테스 초보자에게 강조되는 원리로 밴드를 통해 끊임없이 근육의 자극을 주며 지속적인 운동의 효과를 누릴 수 있다.

밴드 필라테스의 장점 및 효과

1) 낮은 비용
고가의 운동 도구들에 비해 가성비가 좋은 가격으로 구입하실 수 있다.

2) 심플하고 휴대성이 뛰어남
밴드는 부피가 작고 휴대성이 높아 언제 어디서나 내가 원하는 곳에서 운동이 가능하다.

3) 중력에 의존하지 않는 탄성 저항
탄성 저항으로 운동을 하면 우선 안정성이 뛰어나고 저항의 방향을 자유롭게 변화가 가능하고, 밴드의 종류와 컬러에 따른 강도 조절도 가능해 세밀하게 운동이 가능하다.

4) 재활운동 및 근력 향상에 용의
지속적인 탄성을 활용해 바른 자세를 갖게 된다.
섬세한 재활운동부터 파워풀한 근력운동까지 밴드로 모두 가능하다.
신경계의 기능을 개선하여 재활에 활용할 수 있다.

5) 필라테스의 효과 극대화
올바른 호흡과 함께 하면 납작한 복부와 늘씬한 체형을 가질 수 있다.
울퉁불퉁하고 큰 근육이 아니라 매끈하고 여성스러운 근육을 만들 수 있다.
신선한 느낌으로 몸과 마음을 동시에 편안하게 할 수 있다.

밴드 운동 시 주의사항

- 사용 전 밴드가 찢어졌거나 변색 등의 이상이 없는지 체크한다.
- 사용 전에 주위의 안전을 확인한다.
- 매듭이 단단히 고정되어 있는지, 밴드가 꽉 쥐어져 있는지를 확인한다.
- 옷의 지퍼나 단추, 금속성의 부속물 등에 부딪히거나, 나무나 플라스틱 등 단단한 돌기 등에 걸리지 않도록 주의한다.
- 운동 시 반지나 목걸이 등은 풀어놓는다.
- 밴드를 얼굴에 가까이 대지 않는다.
- 되도록 안경을 쓰지 않는다.
- 구부러진 상태, 혹은 밴드 뒤에 단단한 물건이 놓이지 않도록 한다.
- 땀이 나 물에 젖은 경우에는 부드러운 헝겊으로 닦아 내고 그늘에서 건조시킨다 (신나, 왁스 등은 절대로 사용하지 않는다).
- 사용 후 직사광선, 형광등 빛, 습기가 없는 곳에 보관한다. 특히 야외에 오랜 시간 방치하지 않도록 한다.

나에게 맞는 밴드를 고르는 방법

밴드는 온라인에서 쉽게 구매할 수 있는데, 필라테스 밴드를 구입하기 위해 검색을 해보면 다양한 종류의 탄성 밴드를 볼 수 있습니다.

다양한 필라테스 동작에 맞춰 적절한 밴드를 골라서 적용하면 운동의 효과를 더욱 극대화할 수 있는데 브랜드도 다양하지만 같은 브랜드의 밴드 여도 색상이 여러 가지가 있어 밴드를 고르실 때 어려움을 느낄 수도 있습니다.

밴드는 탄성의 강도에 따라 색상이 다른데, 초보자용부터 운동선수와 같은 상급자용까지 다양한 종류의 밴드가 있기 때문에 본인에게 맞는 강도의 밴드를 선택하는 것이 필요하며, 중국산의 저가의 밴드는 운동 중간에 끊어져 부상이 발생할 수 있기 때문에 주의가 필요하고, 알레르기가 일어나기도 하기 때문에 밴드 필라테스를 위해 적절한 제품 선택과 동작별로 다양한 밴드의 제품을 활용할 줄 알아야 합니다.

그래서 샌트 밴드를 추천합니다. 스파이더 코드형 등 다양한 모양과 강도들로 구성되어 있으며, 100% 천연라텍스를 사용하여 만들어진 제품으로 총 6단계로 구성되어 있고, 미국 FDA 승인을 받고 파우더를 사용하지 않아도 자체 특허 기술로 밴드가 서로 들러붙지 않고 사용 시 매번 파우더를 발라야 하는 다른 타사 밴드와 달리 편안히 사용이 가능하다는 장점이 있습니다. 그리고 샌트 밴드는 라텍스 단백질을 최소화하여 알레르기 현상을 최소화 한 제품입니다.

Sanctband

말레이시아에서 온 자연의 선물

Sanctband™
Better in Everyway

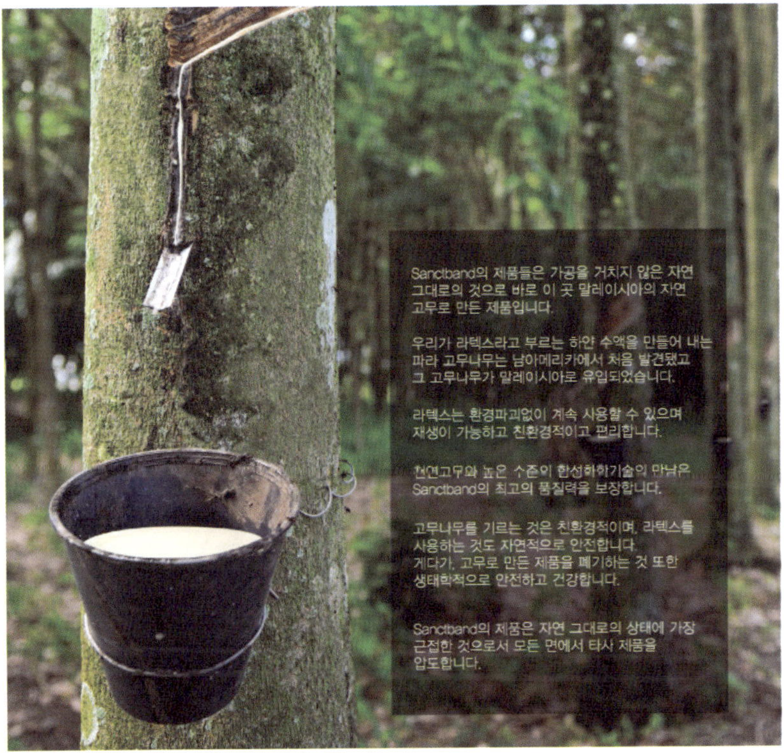

Sanctband의 제품들은 가공을 거치지 않은 자연 그대로의 것으로 바로 이 곳 말레이시아의 천연 고무로 만든 제품입니다.

우리가 라텍스라고 부르는 하얀 수액을 만들어 내는 파라 고무나무는 남아메리카에서 처음 발견됐고 그 고무나무가 말레이시아로 유입되었습니다.

라텍스는 환경파괴없이 계속 사용할 수 있으며 재생이 가능하고 친환경적이고 편리합니다.

천연고무와 높은 수준이 합성화학기술의 만남은 Sanctband의 최고의 품질력을 보장합니다.

고무나무를 기르는 것은 친환경적이며, 라텍스를 사용하는 것도 자연적으로 안전합니다. 게다가, 고무로 만든 제품을 폐기하는 것 또한 생태학적으로 안전하고 건강합니다.

Sanctband의 제품은 자연 그대로의 상태에 가장 근접한 것으로서 모든 면에서 타사 제품을 압도합니다.

파우더 프리 Powder Free

샌트밴드는 자체 특허기술로 타사 밴드들과 다르게 파우더를 사용하지 않습니다.
샌트밴드는 파우더를 사용하지않아도 들러붙지 않는 것이 타사밴드들과의 차이점입니다.

로우프로틴 Low Protein

샌트밴드는 라텍스 단백질을 최소화하여 알레르기 현상을 최소화 하였습니다.

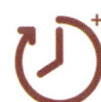

Longer Lasting

샌트밴드는 반복적인 탄성 실험으로 보다 오랫동안 처음의 상태를 유지하도록 만들었습니다.

밴드의 강도와 선택 방법

밴드의 선택법

- 점차 강한 것으로 바꾼다.
- 동일한 강도로 20회 할 수 있을 때 강도를 높인다.
- 주 2-3회의 운동을 꾸준히 한다.

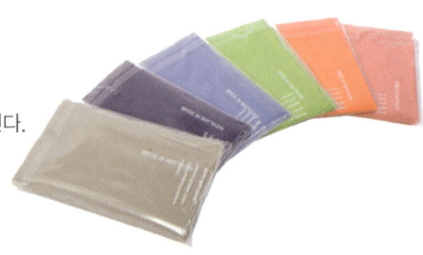

밴드 잡는 법

- 밴드를 잡을 때는 손에 감아 확실히 잡는다.
- 힘이 없는 사람, 악력에 자신이 없는 사람은 물론 악력이 강한 사람도 반드시 손에 둘러 잡는다.
- 가능하면 이중으로 감아 겹쳐 잡는 것이 바람직하다.
- 밴드를 꼭 쥐고 있으면 밴드의 마찰에 의해 쉽게 빠지지 않기 때문이다.
- 부속품으로 판매되는 손잡이를 이용하면 편안하게 운동할 수 있다.

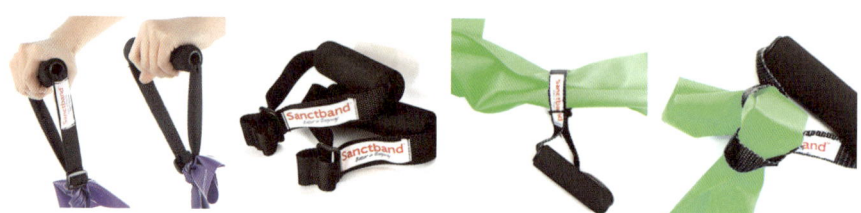

샌트 핸드 그립 사용 방법

- 핸드 그립의 고리 부분에 끈을 여유롭게 늘려줍니다.
- 늘려준 고리 한쪽에 밴드 끝을 넣어 줍니다.
- 2번에서 넣어준 끝부분을 다시 반대쪽 늘려 놓은 고리에 넣어 준 후 PVC 고리를 밀어 조여 줍니다.

색상별 저항력 & 강도 선택

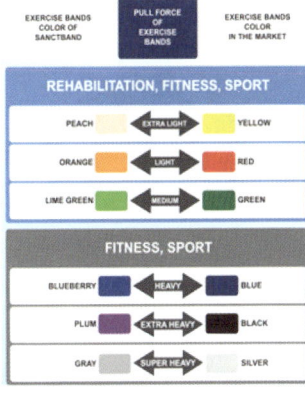

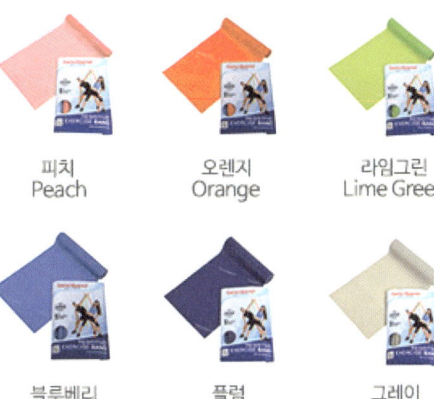

피치 Peach / 오렌지 Orange / 라임그린 Lime Green

블루베리 Blueberry / 플럼 Plum / 그레이 Gray

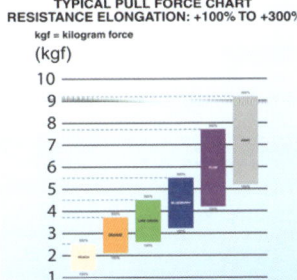

샌트 밴드 색상은 선택은 다양 한 운동 동작을 했을 때 근육이나 관절에 무리가 없는 장력의 제품을 선택하여 사용하시기 바랍니다.

[사이즈 150 x 2000(mm)]

신장률(%)	PEACH	ORANGE	LIME GREEN	BLUEBERRY	PLUM	GRAY
100%	1.4	2.2	2.7	3.3	4.3	5.3
200%	1.9	2.8	3.6	4.5	6.0	7.3
300%	2.5	3.8	4.5	5.6	7.8	9.2
강도	낮음	중간	높음	다소 높음	매우 높음	굉장히 높음
적용대상	어린이, 노인	성인 여성	성인 남녀	성인 남성	성인 남성	성인 남성

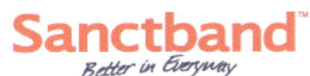

샌트밴드 엑티브 튜빙의 종류와 강도

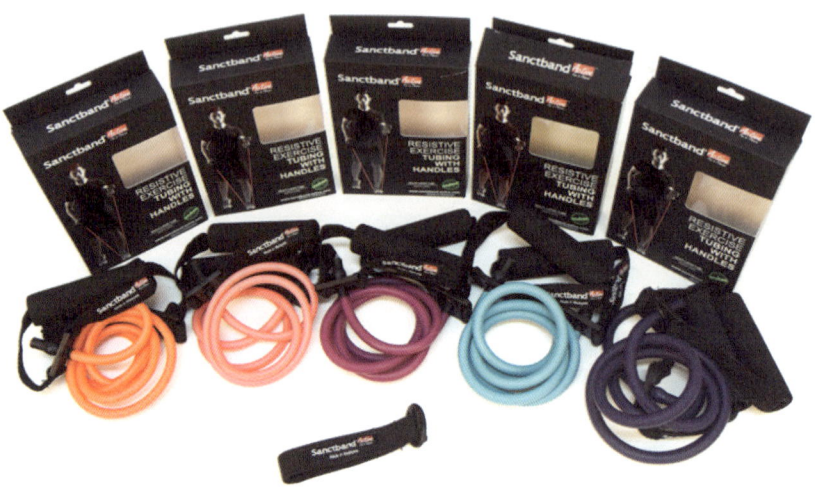

핑크 H 1.5m x 1.7mm (±1~2mm)
엠버 H 1.5m x 2.0mm (±1~2mm)
퍼플 H 1.5m x 2.3mm (±1~2mm)
틸 H 1.5m x 2.6mm (±1~2mm)
바이올렛 H 1.5m x 2.9mm (±1~2mm)

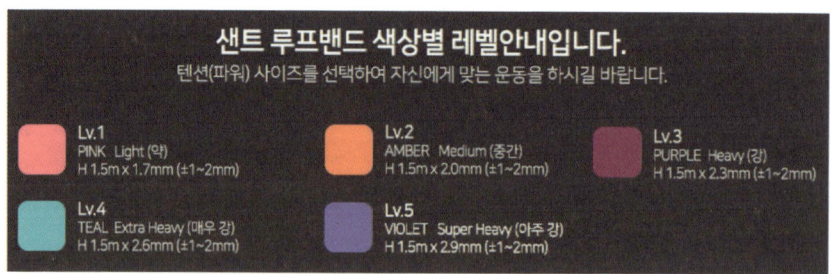

샌트 루프 밴드의 종류와 강도

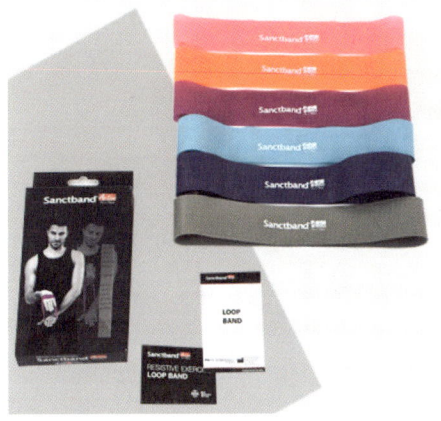

Sanctband 상품상세정보

제품명 : 샌트밴드 루프밴드 KS-0016
구성 : 루프밴드 1개, 운동메뉴얼 1개
사이즈 : 50mm x 330mm
색상 및 강도 : Lv1 PINK - Light
　　　　　　　Lv2 AMBER - Medium
　　　　　　　Lv3 PURPLE - Heavy
　　　　　　　Lv4 TEAL - Extra Heavy
　　　　　　　Lv5 VIOLET - Super Heavy
　　　　　　　Lv6 GRAY - Extreme Heavy
재질 : 천연 라텍스
원산지 : 말레이시아

샌트밴드 스파이더코드의 종류와 강도

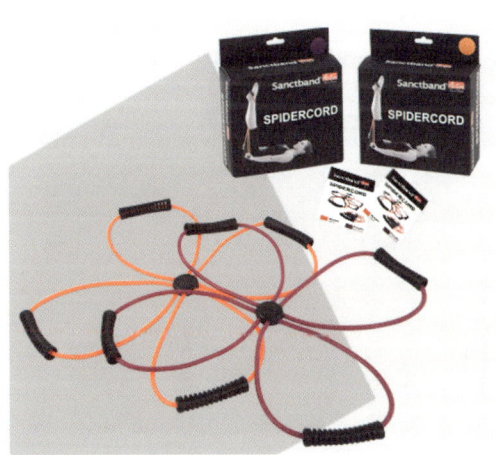

Sanctband 상품상세정보

제품명 : 샌트밴드 스파이더코드 KS-0014
구성 : 스파이더코드 1개, 운동메뉴얼 1부
색상 및 강도 : Amber - 약 (Light)
　　　　　　　Purple - 중 (Medium)
재질 : 천연 라텍스
원산지 : 말레이시아

샌트 밴드 악세서리 활용법.

Sanctband Handles
샌트 핸드그립
밴드에 연결하여 사용

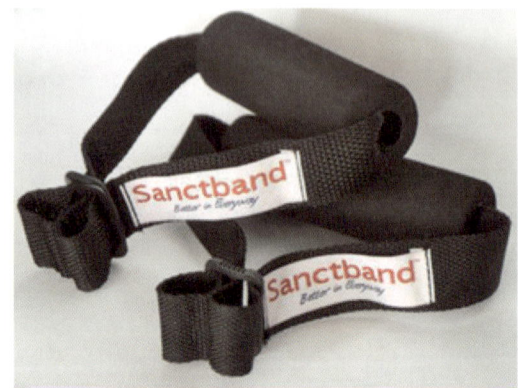

샌트 핸드그립 사용방법

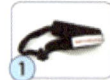   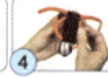 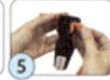 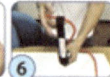 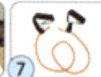

Sanctband Door Anchor
샌트 도어스트랩
밴드를 문에 고정하여 사용

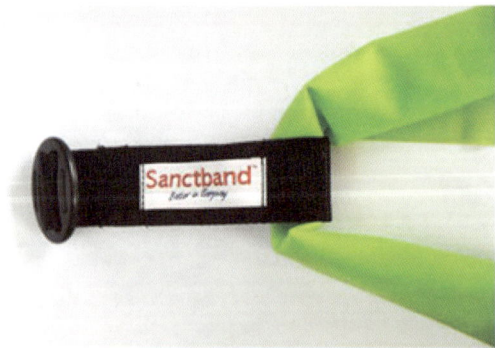

샌트 도어스트랩 사용방법

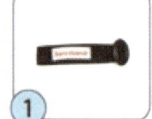  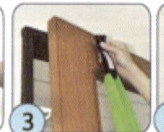 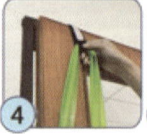 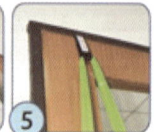

밴드 필라테스 호흡 방법

모든 필라테스에서 호흡은 필수 원칙이며, 밴드 필라테스에서도 마찬가지로 각 운동에 맞추어 핵심 근육을 관여시키고 불필요한 긴장을 풀어주기 때문에 호흡을 통해 매 순간 집중할 수 있습니다.

일상생활에서도 호흡 패턴은 매우 중요한데 대부분의 사람들이 폐 기능의 절반 이하만 사용하며 호흡이 부족해져 2차 호흡인 어깨와 가슴을 사용하는 패턴을 보이는데 이러한 문제를 밴드 필라테스를 하는 동안 필라테스 호흡을 통해 개선을 할 수 있으며, 그 방법 중에 하나가 샌트 밴드를 활용하여 늑골 아래 주위를 감싸서 양손으로 잡아당겨 주고 호흡을 하면 흉곽의 전체를 활용한 깊은 호흡과 내부 코어 근육의 활성화 및 흉곽과 복부의 3차원적인 근육의 움직임을 느낄 수 있게 해야 합니다.

흡기(Inhale)
흉곽과 복부의 앞, 뒤, 옆쪽으로 3차원적으로 숨을 들이 마시면서 밴드의 저항을 이겨내며 깊게 들이 마셔야 합니다.

호기(Exhale)
골반저근과 복부 근육을 활성화하고 복부의 긴장을 느끼며 갈비뼈가 몸의 중심을 향해 모이는 것을 느끼며 해야 합니다.

- 호흡의 속도는 천천히, 느긋하게, 그리고 흐르는듯한 리듬감을 갖도록 합니다.
- 횡격막이 낮아짐에 따라 흡기 중에 3차원적인 확장을 확인해야 합니다.
- 완전히 숨을 내쉬고(호기) 다음 호흡이 완전하고 자연스럽도록 해야 합니다.

밴드 필라테스의 코어와 정렬의 중요성

밴드 필라테스를 하는 동안 몸의 정렬을 유지하고, 코어를 얼마나 효율적으로 활성화시키는지가 매우 중요합니다.

이러한 바른 정렬을 위해서는 호흡뿐만 아니라 관절, 근육 및 신체 내 시스템의 균형 잡힌 상호 작용을 통한 감각이 중요하며, 완벽한 정렬과 자세는 없지만 이상적인 자세를 통해 밴드 필라테스를 하는 동안 스트레스를 고르게 분산시켜 관절이 편안하고, 근육이 최적화될 수 있도록 해야 하는데 그러기 위해서는 우리 몸을 이해하는 것이 필요합니다.

우리의 몸은 모든 방향으로 움직일 수 있도록 설계되어 있는데, 운동을 하는 동안 동작은 몸의 중심에서 시작돼서 사지로 뻗어나가면서 호흡과 함께 이루어져야만 하는데, 균형 잡힌 정렬을 통해 모든 방향으로 자유로운 움직임의 기초를 제공해야 하며, 정적 정렬뿐만 아니라 각 동작을 하는 동안 계속해서 동적 정렬을 만들어야만 합니다.

그러기 위해서는 코어의 안정성을 높이기 위해서는 주요 코어 근육인 복부의 복횡근과 다열근, 골반저근 및 횡격막뿐만 아니라 복사근, 복직근, 장요근, 요방형근, 척추기립근 등이 활성화될 수 있는 동작들이 포함되어야 하기 때문에 밴드 필라테스에서는 척추를 앞으로 굴리고, 좌/우로 회전하며, 옆으로 구부리는 동작들이 포함되어 있습니다.

밴드 필라테스 운동 가이드

- 당신의 몸과 자신의 능력에 맞춰 편안하게 느껴지는 동작을 선택해야 합니다.

- 절대 움직임을 강요하거나 무리한 동작을 하려고 시도하면 안 됩니다.

- 점진적으로 가벼운 저항으로 천천히 시작해 밴드의 부하를 높여 가야 합니다.

- 동작의 난이도를 단계별로 높여 가야 합니다.

- 운동하는 동안 불편함을 느끼거나 몸이 불편 해지면 멈추고 휴식을 취해야 합니다.

- 안전을 위해 샌트 밴드의 끝을 항상 감싸서 잡고 유지 해야 합니다. (또는 핸들 사용)

- 주기적으로 밴드를 확인해야 합니다. (밴드는 소모품)

- 사용 빈도에 따라 몇 개월마다 교체해야 합니다.

- 밴드를 보관할 때는 직사광선에 노출 피해야 합니다.

- 밴드를 찢거나 손상시킬 수 있는 날카로운 물체와의 접촉을 피해야 합니다.

밴드 필라테스를 통해 무엇보다도 필라테스 운동을 필라테스 스튜디오뿐만 아니라 집에서도 여행을 가서도 장소에 구애받지 않고 효과적이고 재미있는 즐거운 운동이 될 수 있기를 바랍니다.

Chapter 2

밴드 필라테스의 적용 (213가지)

호흡 Breathing

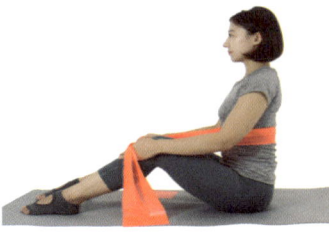 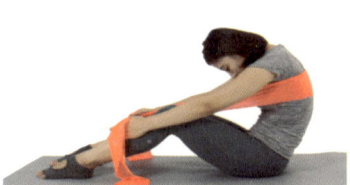

- 밴드를 등 뒤로 놓고 양손에 잡고 무릎을 접고 앉아 시작 자세를 취한다.
- 호흡을 내쉬며 상체를 숙이며 양손을 앞으로 내민다.
- 호흡을 들이마시며 시작 자세로 돌아와 5~10회 반복해서 실시한다.

Tip - 척추 분절과 견갑골의 움직임을 인지하며 실시한다.

시팅 스카플라 프로트렉션 Sitting scapula protraction

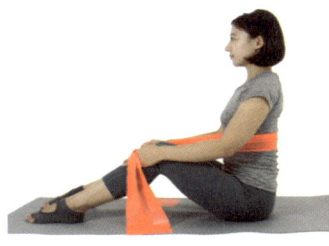 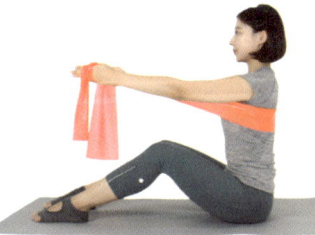

- 밴드를 등 뒤로 놓고 양손에 잡고 무릎을 접고 앉아 시작 자세를 취한다.
- 호흡을 내쉬며 밴드를 잡은 양손을 위로 들어 올린다.
- 호흡을 들이마시며 시작 자세로 돌아와 5~10회 반복해서 실시한다.

Tip - 흉곽을 조이며, 견갑골의 움직임을 인지하며 손은 살짝 내회전 하고 실시한다.

스파인 스트레치 포워드 Spine stretch forward

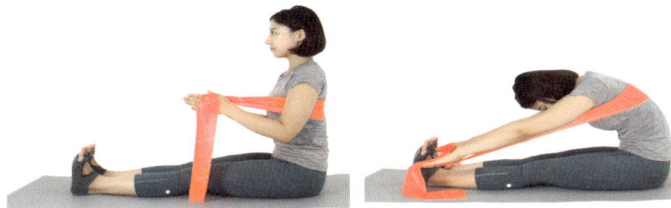

- 밴드를 등 뒤로 놓고 양손에 잡고 무릎을 펴고 앉아 시작 자세를 취한다.
- 호흡을 내쉬며 밴드를 잡은 양손을 앞으로 내밀며 척추를 굴곡한다.
- 호흡을 들이마시며 시작 자세로 돌아와 5~10회 반복해서 실시한다.

Tip - 척추 분절의 유연성과 익상견갑을 개선 시키는데 효과적인 동작이다.

스카플라 프로트렉션 로테이션 Scapula protraction rotation

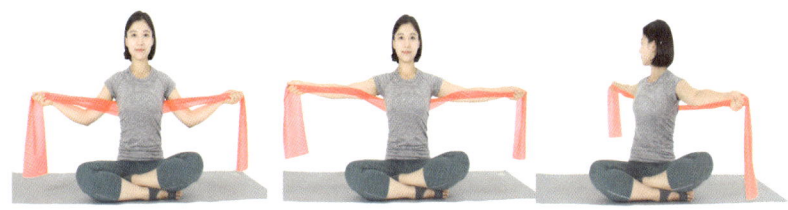

- 밴드를 등 뒤로 놓고 팔꿈치를 접고 양 손에 잡고 시작 자세를 취한다.
- 호흡을 내쉬며 팔꿈치를 펴면서 양쪽 옆으로 손을 내민다.
- 호흡을 들이마시고 내쉬며 한쪽 방향으로 몸통을 회전한다.
- 호흡을 들이마시며 시작 자세로 돌아와 좌/우 번갈아가며 5~10회 반복해서 실시한다.

Tip - 골반의 중립을 유지하며 흉추를 회전하며 견갑골의 움직임을 인지한다.

스파인 트위스트 Spine twist

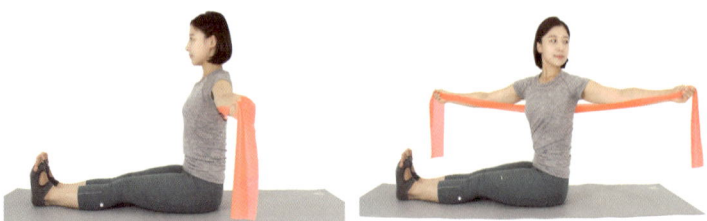

- 밴드를 등 뒤로 팔꿈치를 펴고 양손에 잡고 다리를 뻗고 시작 자세를 취한다.
- 호흡을 내쉬며 한쪽 방향으로 몸통을 회전한다.
- 호흡을 들이마시며 시작 자세로 돌아와 좌/우 번갈아가며 5~10회 반복해서 실시한다.

Tip - 무릎을 접고 하는 것보다 더 스트레칭 효과가 크다.

쏘우 Saw

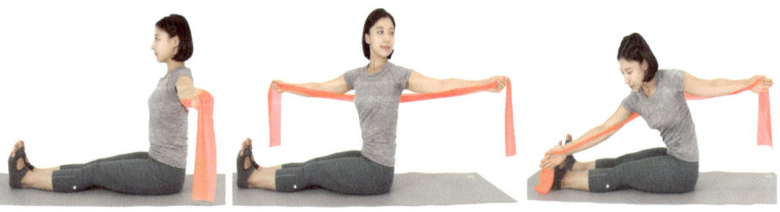

- 밴드를 등 뒤로 팔꿈치를 펴고 양손에 잡고 다리를 뻗고 시작 자세를 취한다.
- 호흡을 들이마시며 한쪽 방향으로 몸통을 회전한다.
- 호흡을 내쉬며 대각선 발 바깥쪽으로 상체를 숙이며 발목을 터치한다.
- 호흡을 들이마시며 시작 자세로 돌아와 좌/우 번갈아가며 5~10회 반복해서 실시한다.

Tip - 척추를 중심으로 회전 시키며 팔은 멀리 뻗으며 팔과 상체를 굴곡 시킨다.

더 쏘우 The saw

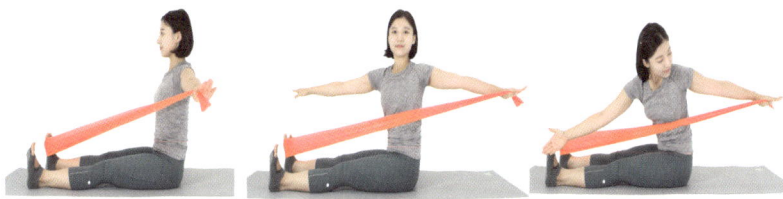

- 밴드를 한쪽 다리에 걸고 대각선 손에 잡고 허리를 펴고 시작 자세를 취한다.
- 호흡을 들이마시며 몸통을 회전하면서 밴드를 사선 방향으로 뒤로 뻗어 준다.
- 호흡을 내쉬며 반대 손을 대각선 발등을 상체를 회전해서 숙이며 터치한다.
- 호흡을 들이마시며 시작 자세로 돌아와서 5~10회 반복해서 실시한다.

Tip - 척추를 세우고 가슴을 열어준 상태를 유지하면서 반동 없이 실시한다.

사이드 스트레치 Side stretch

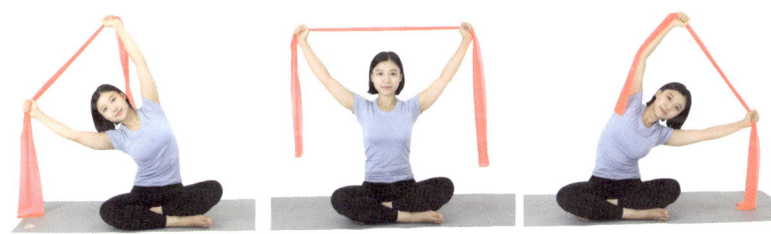

- 머리 위에 밴드를 벌리고 잡고 앉아서 시작 자세를 취한다.
- 호흡을 내쉬며 팔을 벌리면서 상체를 한쪽으로 기울인다.
- 호흡을 들이마시며 시작 자세로 돌아와 반대쪽을 실시한다.
- 5~10회 반복해서 실시한다.

Tip - 상체가 앞으로 기울지 않게 골반의 중립을 유지하며 실시한다.

더블 암 서클 Double arms circle

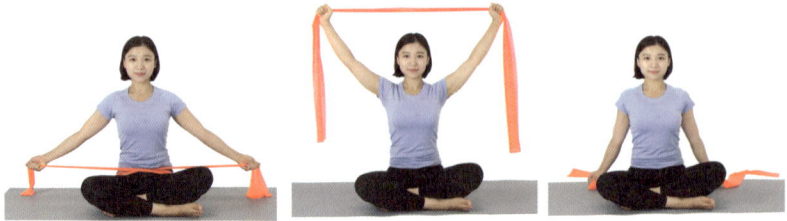

- 밴드를 잡고 앉아 양손을 무릎 위에 올리고 시작 자세를 취한다.
- 호흡을 들이마시며 팔을 벌리면서 머리 위로 들어 올린다.
- 호흡을 내쉬며 팔을 등 뒤로 넘겼다 들이마시며 시작 자세로 돌아온다.
- 5~10회 반복해서 실시한다.

Tip - 팔을 벌리면서 밴드를 잡아당기며 실시한다.

스파인 스트레치 사이드 Spine stretch side

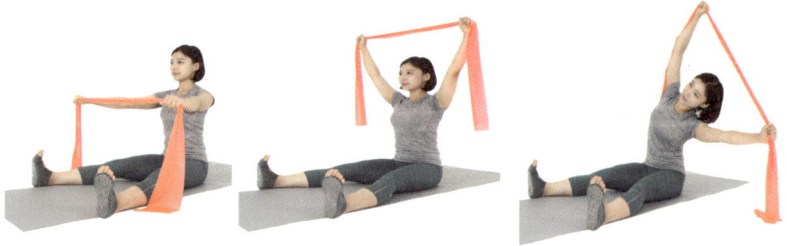

- 다리를 매트 너비만큼 벌리고 양손에 밴드를 잡고 시작 자세를 취한다.
- 밴드를 벌리며 호흡을 들이마시며 머리 위로 들어 올린다.
- 호흡을 내쉬며 한쪽 측면으로 팔과 상체를 기울였다 시작 자세로 돌아온다.
- 반대쪽을 실시하며 각 방향을 5~10회 반복해서 실시한다.

Tip - 머리 위로 팔과 측면 근육이 최대한 늘어나게 실시한다.

스트레이트 암 프레스 & 트라이셉스 프레스 Straight arm press & triceps press

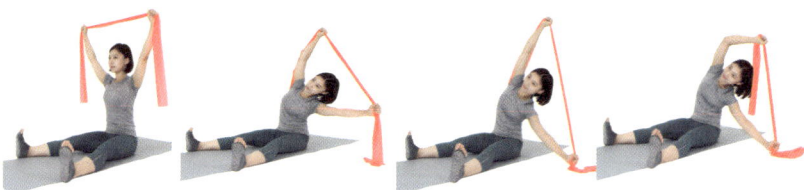

- 양손에 밴드를 잡고 한쪽 측면으로 상체를 기울이고 시작 자세를 취한다.
- 호흡을 내쉬며 아래쪽 손의 밴드를 벌려 바닥에 짚는다.
- 호흡을 들이마시며 위쪽 팔꿈치를 접으며 손을 내린다.
- 호흡을 내쉬며 다시 역순으로 돌아가면서 실시한다.
- 반대쪽을 실시하며 각 방향을 5~10회 반복해서 실시한다.

Tip - 골반의 중립을 유지하면서 반동 없이 실시한다.

암 서클 Arm circle

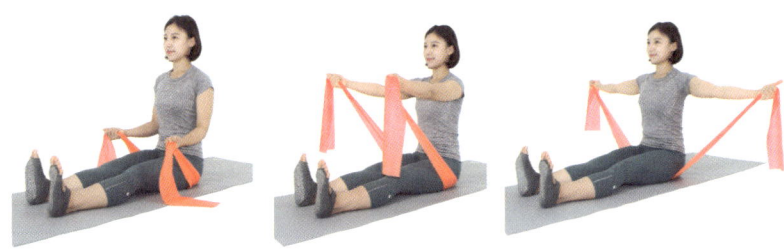

- 밴드 위에 앉아 팔꿈치를 구부리고 손바닥이 하늘을 보고 시작 자세를 취한다.
- 호흡을 내쉬며 팔꿈치를 펴면서 양손을 앞으로 내민다.
- 호흡을 들이마시며 팔을 옆으로 원을 그리며 벌리고 시작 자세로 돌아옵니다.
- 5~10회 반복해서 실시한다.

Tip - 승모근과 어깨에 긴장이 되지 않게하며 가슴과 견갑골의 움직임을 인지하며 실시한다.

프론트 밴딩 다운 Front bending down

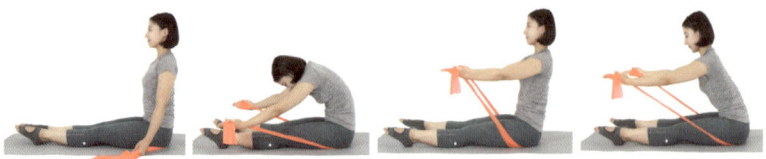

- 밴드 위에 앉아 밴드를 잡은 양손을 바닥에 두고 시작 자세를 취한다.
- 호흡을 내쉬며 양손을 앞으로 내밀며 상체를 숙인다.
- 호흡을 들이마시며 척추 분절을 하며 허리를 편다.
- 호흡을 내쉬며 허리를 편 상태를 유지하며 앞으로 기울인다.
- 호흡을 들이마시며 시작 자세로 돌아와 5~10회 반복해서 실시한다.

Tip - 발끝을 편 상태를 유지하며 후방 근막경선의 신장을 인지하며 실시한다.

프론트 시팅 톨 Front sitting tall

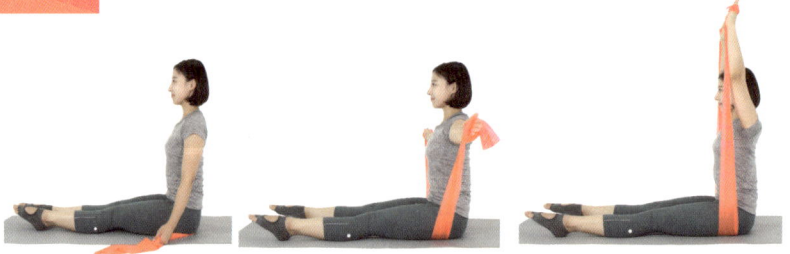

- 밴드 위에 앉아 밴드를 잡은 양손을 바닥에 두고 시작 자세를 취한다.
- 호흡을 내쉬며 양손을 옆으로 팔을 뻗으며 들어 올린다.
- 호흡을 들이마시고 내쉬며 양손을 머리 위로 들어 올린다.
- 호흡을 들이마시며 시작 자세로 돌아와 5~10회 반복해서 실시한다.

Tip - 양손을 큰 원을 그린다고 생각하면서 최대한 뻗으면서 실시한다.

시팅 암 프레스 Siting arm press

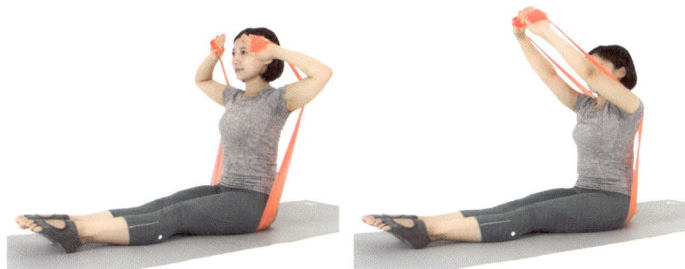

- 밴드 위에 앉아 밴드를 잡은 양손을 이마 앞에 두고 시작 자세를 취한다.
- 호흡을 내쉬며 양손이 이마 위의 전방으로 팔을 뻗으며 들어 올린다.
- 호흡을 들이마시며 시작 자세로 돌아와 5~10회 반복해서 실시한다.

Tip - 손바닥이 하늘을 보게 유지하며 반동 없이 실시한다.

펭귄 암 Penguin arms

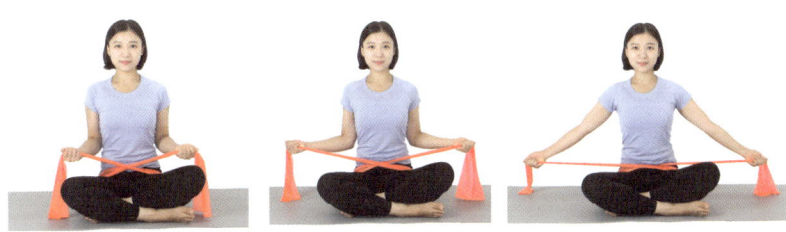

- 밴드 위에 앉아 골반을 교차해서 잡고 팔꿈치를 붙이고 시작 자세를 취한다.
- 호흡을 내쉬며 팔꿈치를 외회전하고 양손을 옆으로 내민다.
- 호흡을 들이마시며 시작 자세로 돌아온다.
- 5~10회 반복해서 실시한다.

Tip - 가슴을 펴고, 팔을 끝까지 내밀며 견갑골의 움직임을 인지하며 실시한다.

시팅 스파이널 Sitting spiral

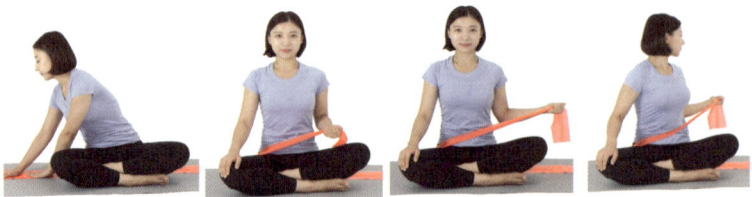

- 밴드 중앙에 앉아 한쪽 끝을 반대쪽 손으로 잡고 밴드와 몸이 교차하도록 자세를 취한다.
- 호흡을 들이마시며 척추를 세우며 팔꿈치를 옆구리에 붙이고 반대 손은 무릎 위에 올려놓는다.
- 호흡을 내쉬며 팔꿈치를 옆으로 회전 시킨다.
- 호흡을 들이쉬고, 내쉬며 팔꿈치는 유지한 상태에서 몸통을 회전 시킨다.
- 호흡을 들이쉬고 내쉬며 시작 자세로 돌아오고 5~10회 반복해서 실시한다.

Tip - 목을 척추로부터 길게 유지하며 팔꿈치를 붙이고 실시한다.

스파인 트위스트 Spine twist

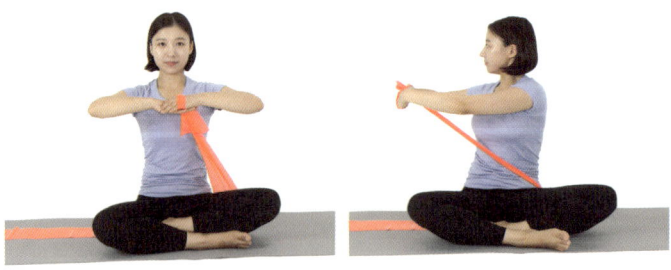

- 밴드 중앙에 앉아 한쪽 끝을 앞으로 내밀어 양손으로 잡고 시작 자세를 취한다.
- 호흡을 들이마시고 내쉬며 좌우로 상체를 천천히 회전 시킨다.
- 호흡을 들이마시며 시작 자세로 돌아오고 5~10회 반복해서 실시한다.

Tip - 양팔 안에 큰 공을 안고 있다고 생각하며 최대한 크게 벌리고 실시한다.

머메이드 Mermaid

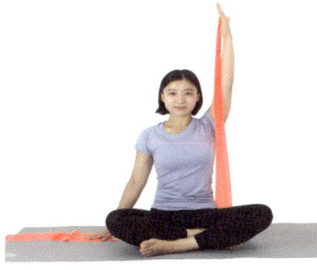 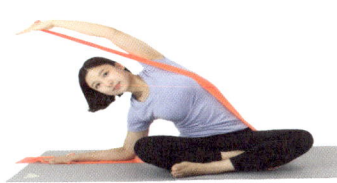

- 밴드 중앙에 앉아 한쪽 끝을 잡고 팔을 뻗어 시작 자세를 취한다.
- 호흡을 내쉬며 반대편 손으로 바닥을 스치며 밴드를 잡고 상체를 기울인다.
- 호흡을 들이마시며 바닥을 지지하며 시작 자세로 돌아온다.
- 5~10회 반복해서 실시하고 반대쪽을 실시한다.

Tip - 상체를 측면으로 기울일 때 균형이 무너지지 않도록 유지하며 실시한다.

사이드 스트레치 Side Stretch

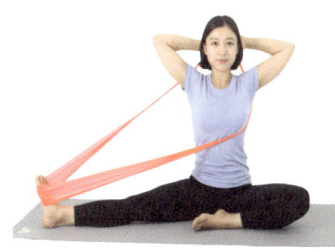 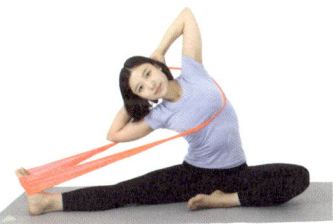

- 한쪽 다리를 펴고 앉아 발과 몸통에 걸고 머리 뒤로 잡아 시작 자세를 취한다.
- 호흡을 내쉬며 밴드를 잡은 상태를 유지하며 상체를 기울인다.
- 호흡을 들이마시며 시작 자세로 돌아온다.
- 5~10회 반복해서 실시하고, 반대쪽 방향을 실시한다.

Tip - 골반의 한쪽이 들리지 않도록 주의하며 척추를 옆으로 기울이며 실시한다.

스카플라 프로트렉션 Scapula protraction

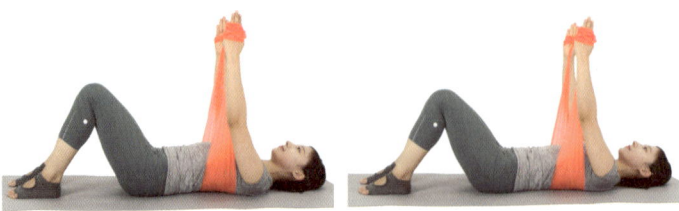

- 밴드를 등 뒤로 놓고 양손에 잡고 누워서 시작 자세를 취한다.
- 호흡을 내쉬며 밴드를 잡은 양손을 앞으로 내민다.
- 호흡을 들이마시며 시작 자세로 돌아와 5~10회 반복해서 실시한다.

Tip - 흉곽을 조이며, 견갑골의 움직임을 인지하며 실시한다.

스카플라 얼터네이트 프로트렉션 Scapula alternate protraction

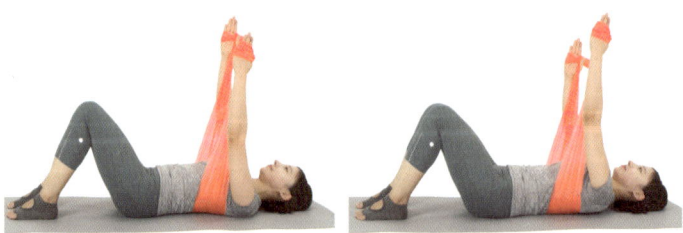

- 밴드를 등 뒤로 놓고 양손에 잡고 누워서 시작 자세를 취한다.
- 호흡을 내쉬며 밴드를 잡은 한쪽 손을 앞으로 내민다.
- 호흡을 들이마시며 시작 자세로 돌아왔다가 반대쪽 손을 내민다.
- 5~10회 반복해서 실시한다.

Tip - 양손으로 하는 것보다 한쪽씩 하는 것이 더 운동효과가 크다.

암 로테이션 스카플라 프로트렉션 Arm rotation scapula protraction

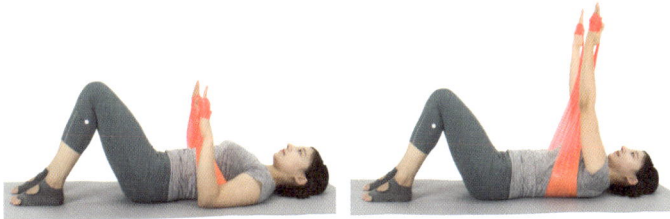

- 밴드를 등 뒤로 놓고 팔꿈치를 접고 엄지손가락에 잡고 눕는다.
- 호흡을 내쉬며 손을 회전 시키며 손바닥이 하늘로 가게 앞으로 내민다.
- 호흡을 들이마시며 손을 반대로 회전하며 시작 자세로 돌아온다.
- 5~10회 반복해서 실시한다.

Tip - 손을 회전시키면 견갑골의 움직임 개선에 더 효과적인 동작이 된다.

컬 업 Curl up

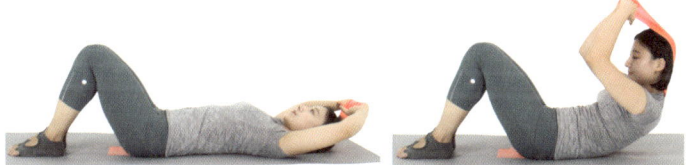

- 밴드를 등 뒤로 놓고 머리 위로 밴드를 잡고 누워서 시작 자세를 취한다.
- 호흡을 내쉬며 복부를 수축하며 팔꿈치를 펴면서 말아 올린다.
- 호흡을 들이마시며 팔과 복부를 시작 자세로 돌아와 5~10회 반복해서 실시한다.

Tip - 목에 과도한 긴장으로 압박이 되지 않도록 주의하며 실시한다.

임프린트 & 릴리즈 Imprint and release

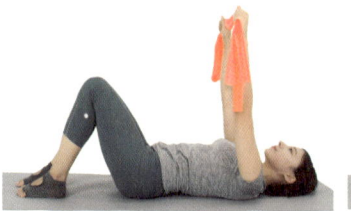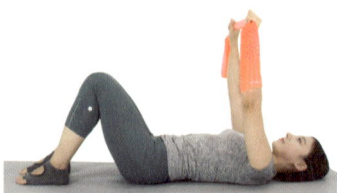

- 무릎을 구부리고 누워 가슴 앞에 양손에 밴드를 잡고 시작 자세를 취한다.
- 호흡을 내쉬며 밴드를 벌리면서 배꼽을 바닥으로 잡아당기며 임프린트 한다.
- 호흡을 들이마시며 시작 자세로 돌아와 5~10회 반복해서 실시한다.

Tip - 임프린트를 하면서 골반저근과 코어 근육을 인지하면서 실시한다.

스파인 롤 Spine rolls

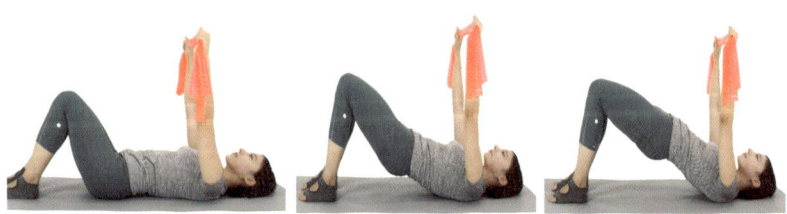

- 무릎을 구부리고 누워 가슴 앞에 양손에 밴드를 잡고 시작 자세를 취한다.
- 호흡을 내쉬며 밴드를 벌리면서 척추를 말아 올리며 엉덩이를 들어 올린다.
- 호흡을 들이마시며 역순으로 척추분절을 하면서 시작 자세로 돌아온다.
- 5~10회 반복해서 실시한다.

Tip - 목과 어깨의 긴장을 풀고 척추의 분절과 코어를 인지하면서 실시한다.

업도미널 컬 Abdominal curl

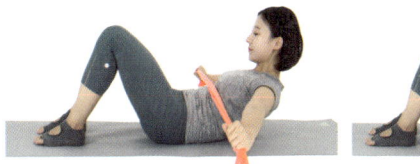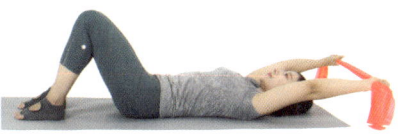

- 무릎을 구부리고 누워 머리 위에 양손에 밴드를 잡고 시작 자세를 취한다.
- 호흡을 내쉬며 밴드를 벌리면서 배꼽 쪽으로 이동하며 상체를 말아 올린다.
- 호흡을 들이마시며 팔을 머리 위로 들어 올리며 시작 자세로 돌아온다.
- 5~10회 반복해서 실시한다.

Tip - 골반을 안정화하며 흉곽을 확장하며 어깨를 밀어 올리며 실시한다.

풀 오버 브리지 Pull over bridge

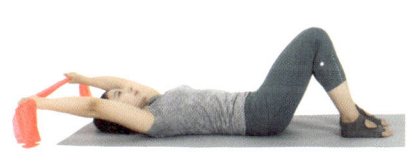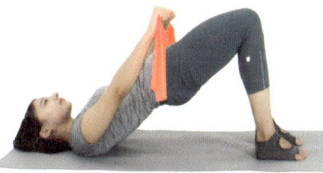

- 무릎을 구부리고 누워 머리 위에 양손에 밴드를 잡고 시작 자세를 취한다.
- 호흡을 내쉬며 밴드를 벌리면서 배꼽 쪽으로 이동하며 엉덩이를 들어 올린다.
- 호흡을 들이마시며 팔을 머리 위로 들어 올리며 시작 자세로 돌아온다.
- 5~10회 반복해서 실시한다.

Tip - 밴드를 벌리며 내릴 때 전거근을 수축하여 흉곽을 조이며 실시한다.

브릿지 Bridge

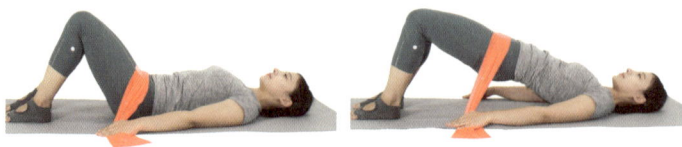

- 밴드를 양손에 잡고 골반 앞에 놓고 누워서 시작 자세를 취한다.
- 호흡을 내쉬며 꼬리뼈부터 말아 올리며 골반의 수평을 유지하며 들어 올린다.
- 호흡을 들이마시며 역순으로 척추분절을 하며 시작 자세로 돌아온다.
- 5~10회 반복해서 실시한다.

Tip - 엉덩이를 과도하게 들어 허리를 꺾지 말고, 목에 압박이 가지 않도록 한다.

싱글 레그 브릿지 Single leg bridge

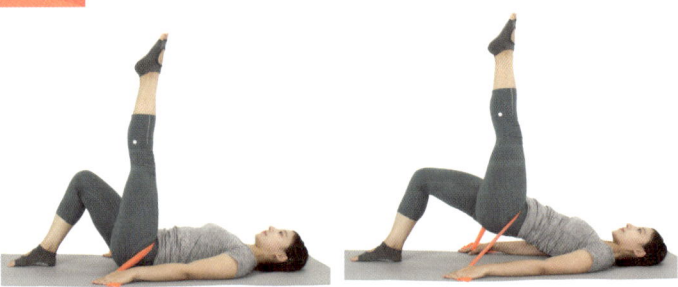

- 밴드를 잡고 골반 앞에 놓고 한쪽 다리를 들고 누워서 시작 자세를 취한다.
- 호흡을 내쉬며 한쪽 다리를 들고 밴드를 밀어내며 엉덩이를 들어 올린다.
- 호흡을 들이마시며 엉덩이를 내리면서 시작 자세로 돌아온다.
- 각 다리를 5~10회 반복해서 실시한다.

Tip - 다리를 들고 올라가는 동안 골반의 중립이 무너지지 않도록 한다.

싱글 레그 포인 / 플랙스 Single leg point / flex

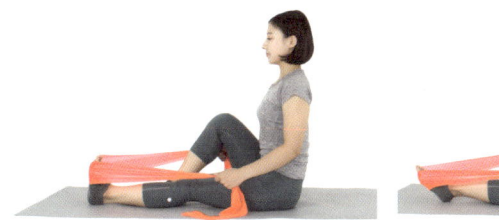

- 밴드 한쪽 발끝에 걸고 양손에 밴드를 잡고 시작 자세를 취한다.
- 호흡을 내쉬며 발목을 펴면서 밴드를 밀어낸다.
- 호흡을 들이마시며 발목을 잡아당기며 시작 자세로 돌아온다.
- 5~10회 반복해서 실시하고, 반대쪽 발목을 실시한다.

Tip - 발목의 종아리 근육의 움직임 인지하며 A,B,C,D 를 쓰며 실시 하면 더 효과적이다.

더블 레그 포인 / 플랙스 Double leg point / flex

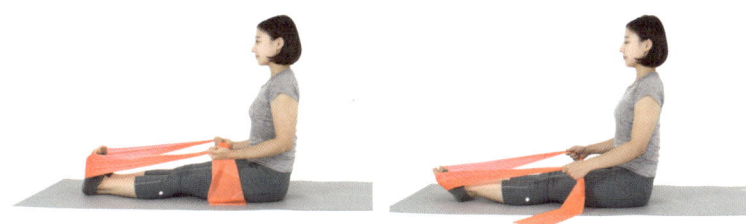

- 밴드를 양쪽 발끝에 걸고 양손에 밴드를 잡고 시작 자세를 취한다.
- 호흡을 내쉬며 발목을 펴면서 밴드를 밀어낸다.
- 호흡을 들이마시며 발목을 잡아당기며 시작 자세로 돌아온다.
- 5~10회 반복해서 실시한다.

Tip - 발목의 종아리 근육의 움직임 인지하며 실시한다.

시티드 풋 워크 (힐 슬라이드) Seated footwork (heel slides)

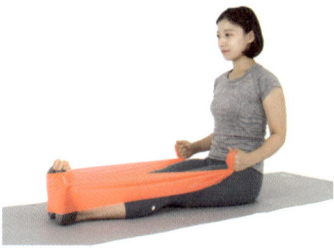 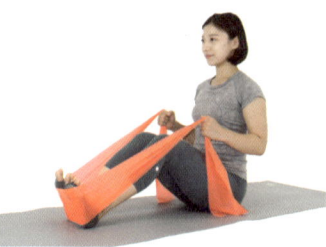

- 밴드를 양쪽 발끝에 걸고 밴드를 당긴 상태에서 시작 자세를 취한다.
- 호흡을 들이마시며 밴드를 잡은 상태에서 무릎을 구부린다.
- 호흡을 내쉬며 구부렸던 무릎을 펴면서 시작 자세로 돌아온다.
- 5~10회 반복해서 실시한다.

Tip - 허리를 곧게 세운 상태에서 뒤꿈치로 바닥을 스치듯이 실시한다.

글루티어스 스트레칭 Gluteus stretching

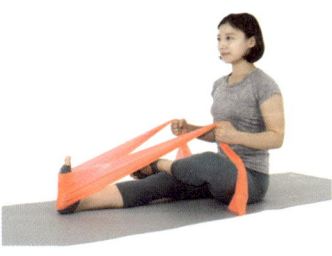 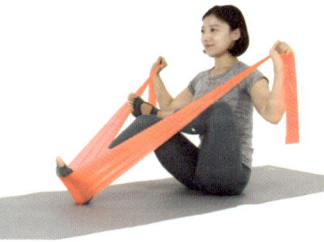

- 밴드를 한쪽 발에 걸고 반대쪽 다리를 접어 무릎에 올리고 시작 자세를 취한다.
- 호흡을 들이마시며 무릎을 접고, 밴드를 잡은 양손을 가슴 옆으로 잡아당긴다.
- 호흡을 내쉬며 척추를 세우고 팔과 다리를 뻗으며 시작 자세로 돌아온다.
- 5~10회 반복해서 실시한다.

Tip - 이상근을 스트레칭하는데 효과적인 동작이다.

하프 로우 & 트위스트 Half-row with twist

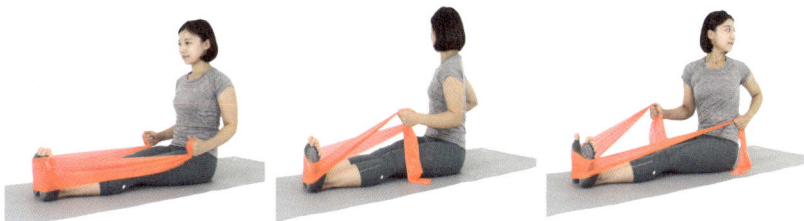

- 밴드를 양쪽 발끝에 걸고 팔꿈치를 접은 상태에서 시작 자세를 취한다.
- 호흡을 내쉬며 밴드를 잡은 상태에서 시선과 몸통을 한쪽으로 회전한다.
- 호흡을 들이마시며 시작 자세로 돌아와 반대쪽으로 실시한다.
- 좌, 우 1회 이며 5~10회 반복해서 실시한다.

Tip - 허리를 세우고 팔꿈치를 접은 상태에서 한쪽만 회전해야 한다.

바이셉스 컬 Biceps curl

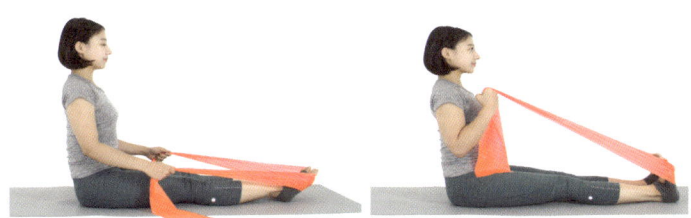

- 밴드를 양쪽 발끝에 걸고 양손에 밴드를 잡고 시작 자세를 취한다.
- 호흡을 내쉬며 밴드를 잡고 있는 손을 몸 쪽으로 잡아당긴다.
- 호흡을 들이마시며 접어던 팔꾼치를 펴면서 시작 자세로 돌아온다.
- 5~10회 반복해서 실시한다.

Tip - 이두 근육의 움직임 인지하며 반동 없이 실시한다.

싱글 레그 서클 Single leg circle

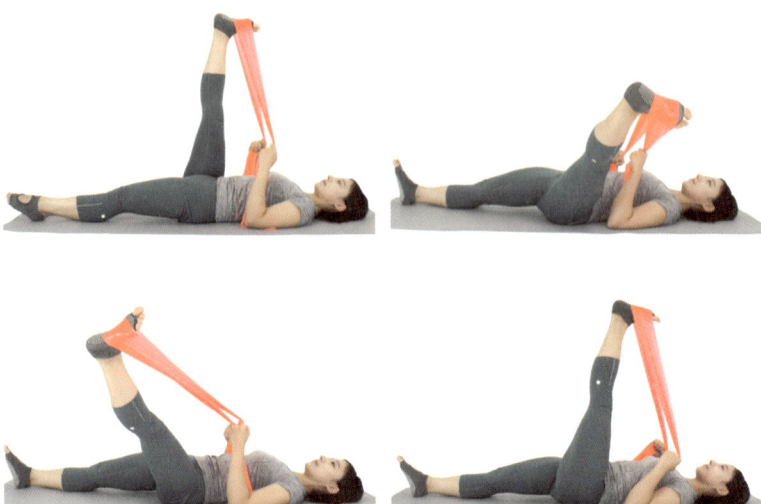

- 밴드를 한쪽 발끝에 걸고 위로 뻗어 누워서 시작 자세를 취한다.
- 호흡을 내쉬며 발목과 다리로 원을 그리며 돌려준다.
- 호흡을 들이마시며 시작 자세로 돌아온다.
- 각 다리를 5~10회 반복해서 실시한다.

Tip - 발목의 가동성 향상에 좋은 운동으로 발목의 움직임을 인지하며 실시한다.

싱글 레그 프레스 Single leg press

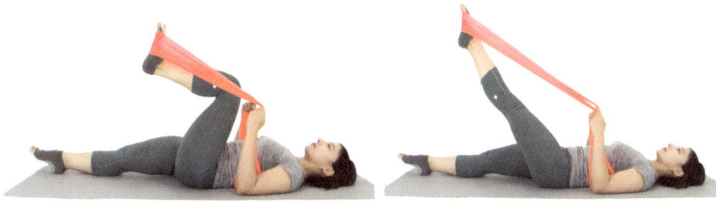

- 밴드를 한쪽 발끝에 걸고 무릎을 구부리고 누워서 시작 자세를 취한다.
- 호흡을 내쉬며 밴드를 걸고 있는 쪽의 무릎을 아래로 펴준다.
- 호흡을 들이마시며 시작 자세로 돌아와 각 다리를 5~10회 반복해서 실시한다.

Tip - 반동에 주의하며 골반의 중립을 유지하면서 실시한다.

레그 3 포인트 스트레칭 Leg 3 point stretching

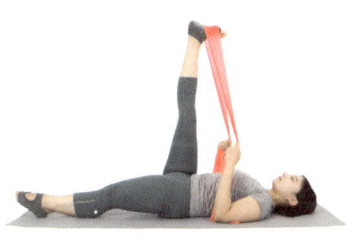
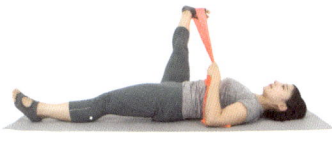
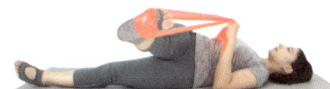

- 밴드를 한쪽 발끝에 걸고 다리를 들어 올려 누워서 시작 자세를 취한다.
- 호흡을 내쉬며 밴드를 걸고 있는 다리를 몸 쪽으로 잡아당긴다.
- 호흡을 들이마시며 밴드를 걸고 있는 다리를 몸 바깥쪽으로 벌린다.
- 호흡을 내쉬며 밴드를 걸고 있는 다리를 몸 안쪽으로 잡아당긴다.
- 호흡을 들이마시며 시작 자세로 돌아와 각 다리를 3~5회 반복해서 실시한다.

Tip - 골반의 안정성을 유지하며 반동 없이 스트레칭하면서 실시한다.

레그 스노우 엔젤 Leg snow angles

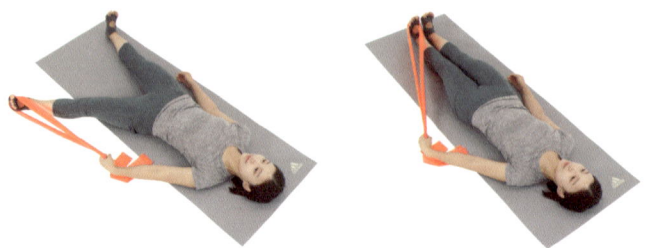

- 밴드를 한쪽 발에 걸고 같은 쪽 손에 밴드를 잡고 누워서 시작 자세를 취한다.
- 호흡을 내쉬며 벌리고 있는 다리를 모으면서 두발을 붙인다.
- 호흡을 들이마시며 다리를 다시 벌리며 시작 자세로 돌아온다.
- 각 다리를 3~5회 반복해서 실시한다.

Tip - 척추 정렬을 유지하면서 허벅지 안쪽의 근육의 수축을 느끼며 실시한다.

브릿지 원 레그 레이즈 Bridge one leg raise

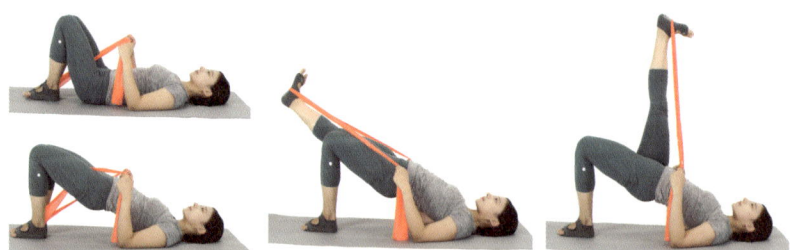

- 밴드를 한쪽 발끝에 걸고 반대편 무릎을 구부리고 누워서 엉덩이를 들어 올린다.
- 호흡을 들이마시며 밴드를 걸고 있는 쪽의 다리를 위로 들어 올린다.
- 호흡을 내쉬며 반대쪽 무릎과 수평까지 내린다.
- 호흡을 들이마시며 시작 자세로 돌아와 각 다리를 5~10회 반복해서 실시한다.

Tip - 골반의 높이가 수평이 맞게 주의하며 실시한다.

토 탭 Toe tap

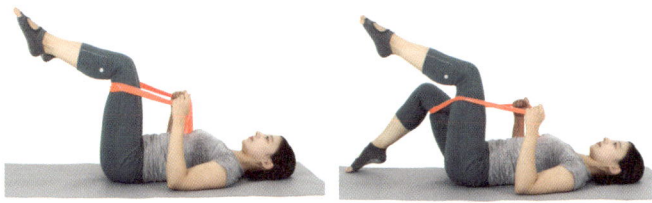

- 양손에 밴드를 잡고 무릎을 구부리고 뒤에 걸고 누워서 시작 자세를 취한다.
- 호흡을 내쉬며 바닥에서 한쪽 발끝을 가볍게 터치한다.
- 호흡을 들이마시며 시작 자세로 돌아오다가 반대편 다리를 실시한다.
- 좌/우 번갈아 가면서 5~10회 반복해서 실시한다.

Tip - 골반의 높이가 수평이 맞게 주의하며 실시한다.

밴트 레그 서클 Bent leg circle

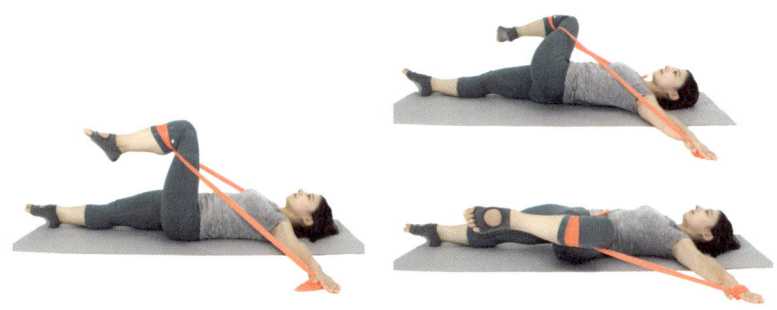

- 밴드를 한쪽 무릎 아래 감고 양손으로 잡고 누워서 시작 자세를 취한다.
- 호흡을 내쉬며 무릎으로 큰 원을 그려 순다.
- 호흡을 들이마시며 시작 자세로 돌아와 각 다리를 5~10회 반복해서 실시한다.

Tip - 고관절의 가동성 향상을 위해 부드럽게 원을 그리며 실시한다.

스파인 로테이션 Spinal rotation

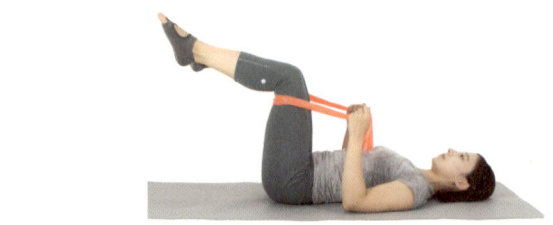

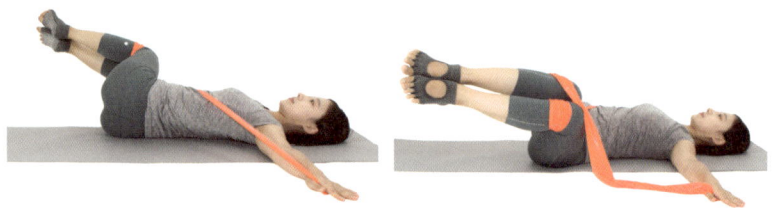

- 밴드를 양쪽 무릎 아래 교차해서 감고 누워서 다리를 들고 시작 자세를 취한다.
- 호흡을 내쉬며 복부를 수축하며 허리 근육을 이용해 한쪽으로 천천히 넘긴다.
- 호흡을 들이마시며 시작 자세로 돌아왔다가 반대쪽으로 넘어간다.
- 5~10회 반복해서 실시한다.

Tip – 좌/우 왕복이 1회이며, 어깨와 쇄골은 전면을 향해 유지하며 실시한다.

하프 롤 백 Half roll back

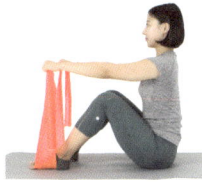 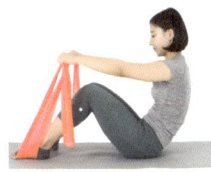 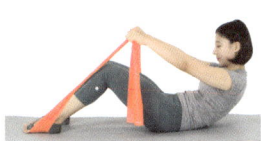

- 무릎을 접고 앉아 밴드를 발에 걸고 시작 자세를 취한다.
- 호흡을 내쉬며 밴드를 잡고 상체를 뒤로 기울인다.
- 호흡을 들이마시며 팔을 들어올리며 시작 자세로 돌아온다.
- 5~10회 반복해서 실시한다.

Tip - 과도하게 상체를 기울이지 말고 복부에 긴장을 유지하며 실시한다.

롤 다운 Roll down

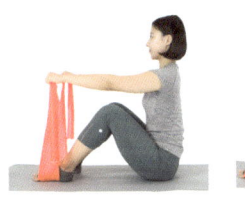 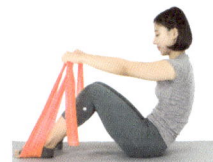 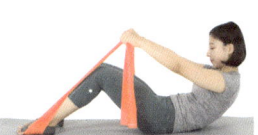

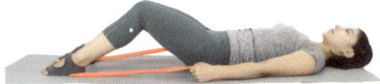

- 무릎을 접고 앉아 양손을 뻗어 밴드를 잡고 시작 자세를 취한다.
- 호흡을 내쉬며 척추 아래부터 둥글게 말아 천천히 바닥으로 내려간다.
- 호흡을 들이마시며 턱을 당기며 척추 위에부터 말아 시작 자세로 돌아온다.
- 5~10회 반복해서 실시한다.

Tip - 밴드를 잡은 팔에 과도한 힘을 주지 않도록 주의하며 실시한다.

롤 다운 & 리치 Roll down with reach

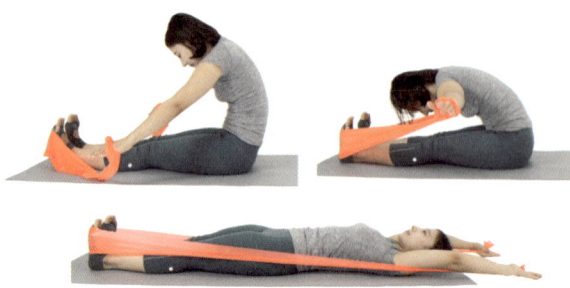

- 밴드를 양쪽 발끝에 걸고 양손에 밴드를 잡고 앉아 시작 자세를 취한다.
- 호흡을 들이마시며 천천히 팔을 가슴 옆으로 들어 올린다.
- 호흡을 내쉬며 척추분절을 하며 굴곡하며 팔을 벌려 머리 위로 위치한다.
- 호흡을 들이마시며 시작 자세로 돌아와 5~10회 반복해서 실시한다.

Tip - 반동을 사용하지 않고, 어깨와 승모근의 과도한 긴장을 피하며 실시한다.

치킨 윙 Chicken wing

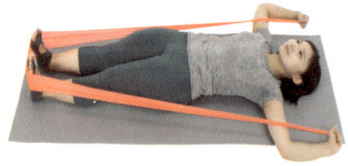 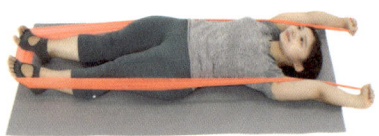

- 밴드를 발끝에 걸고 양손에 잡고 팔꿈치를 접고 누워서 시작 자세를 취한다.
- 호흡을 내쉬며 팔꿈치를 펴면서 양손을 머리 위로 내민다.
- 호흡을 들이마시며 귀 옆으로 팔꿈치를 접으며 시작 자세로 돌아온다.
- 5~10회 반복해서 실시한다.

Tip - 날갯짓을 하듯이 양팔을 바닥에서 스치듯이 움직여 준다.

롤 업 Roll up

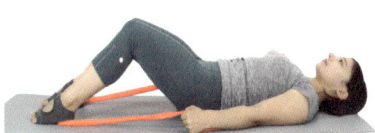
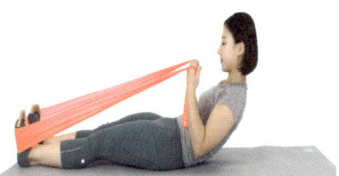

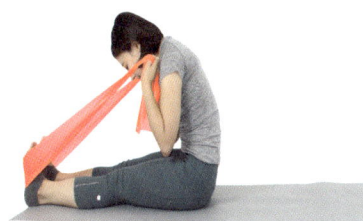
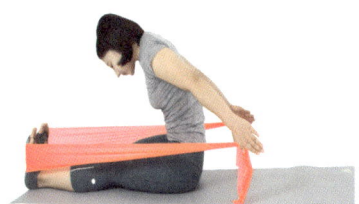

- 밴드를 양쪽 발끝에 걸고 양손에 밴드를 잡고 누워 시작 자세를 취한다.
- 호흡을 내쉬며 밴드를 양손으로 잡아당기며 천천히 롤업을 한다.
- 호흡을 들이마시며 팔꿈치를 상복부 앞으로 위치하고 등을 동그랗게 만든다.
- 몸통의 상태를 유지하며 호흡을 내쉬며 팔을 뒤로 뻗는다.
- 호흡을 들이마시며 역순으로 시작 자세로 돌아와 5~10회 반복해서 실시한다.

Tip - 반동을 사용하지 않고, 어깨와 승모근의 과도한 긴장을 피하며 실시한다.

백 로잉 라운드 백 Back rowing round back

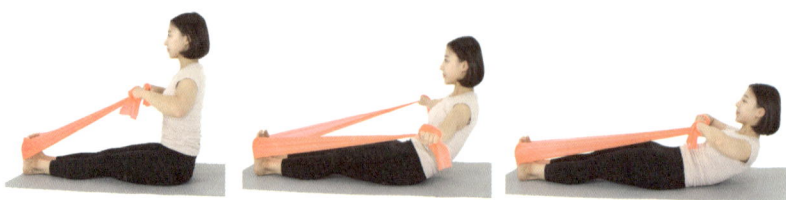

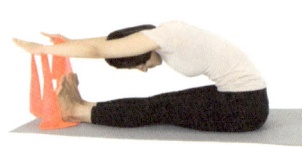
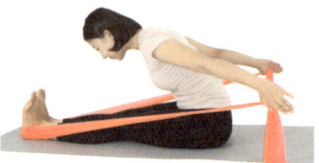

- 밴드를 발끝에 걸고 팔꿈치를 접어 가슴 앞에 잡고 앉아 시작 자세를 취한다.
- 호흡을 내쉬며 팔꿈치를 배꼽을 향해 당기며 척추분절을 하며 내려간다.
- 호흡을 들이마시며 척추분절을 하며 양팔을 벌리며 올라온다.
- 호흡을 내쉬며 상체를 숙이며 양손을 앞으로 내민다.
- 호흡을 들이마시고 내쉬며 뻗었던 양손을 원을 그리며 뒤로 뻗는다.
- 호흡을 들이마시며 팔꿈치를 접고 상체를 들어 시작 자세로 돌아온다.
- 5~10회 반복해서 실시한다.

Tip - 팔을 끝까지 내밀어 가슴의 수축과 견갑골의 움직임을 인지하며 실시한다.

컬 업 Curl up

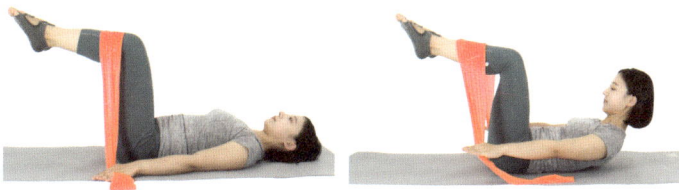

- 밴드를 무릎 아래 걸고 잡은 상태에서 무릎을 접고 누워서 시작 자세를 취한다.
- 호흡을 내쉬며 복부를 수축하며 상체를 들어 올린다.
- 호흡을 들이마시며 머리를 내리며 시작 자세로 돌아온다.
- 5~10회 반복해서 실시한다.

Tip - 목에 과도한 긴장으로 압박이 되지 않도록 주의하며 실시한다.

헌드레드 Hundred

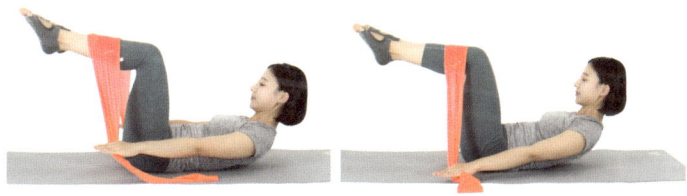

- 밴드를 무릎 아래 걸고 잡은 상태에서 무릎을 접고 누워서 시작 자세를 취한다.
- 호흡을 내쉬며 복부를 수축하며 상체를 들어 올린다.
- 호흡을 들이마시며 상체를 유지하고 양손을 들어 위아래로 5회 움직여 준다.
- 호흡을 내쉬며 손을 5회 정도 움직임 후 시작 자세로 돌아온다.
- 세트를 5~10회 반복해서 실시한다.

Tip - 10번씩 세트를 반복해서 총 100회를 목표로 실시한다.

로원 앤 리프트 Lower & lift

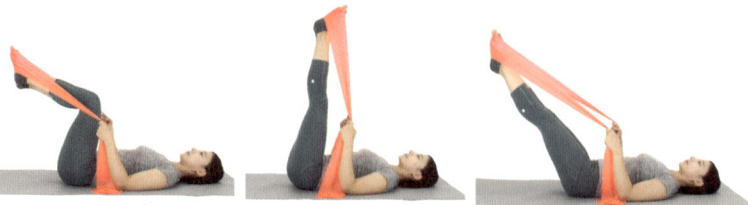

- 밴드를 발끝에 걸고 양손에 잡고 무릎을 접고 누워 시작 자세를 취한다.
- 호흡을 내쉬며 구부린 무릎을 직각으로 하늘을 향해 위로 뻗는다.
- 호흡을 들이마시며 복부를 수축하며 다리를 사선 방향으로 내린다.
- 호흡을 내쉬며 다리를 다시 들어 올리며 시작 자세로 돌아온다.
- 5~10회 반복해서 실시한다.

Tip - 골반의 중립을 유지하며 점점 각도를 늘리며 실시한다.

더블 레그 스트레치 Double leg stretch

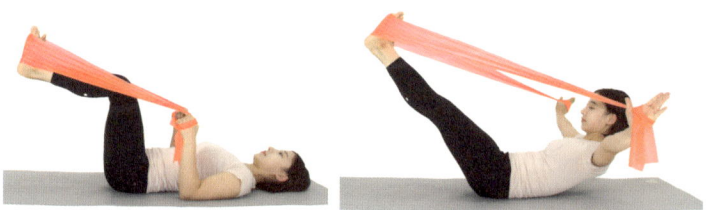

- 밴드를 발끝에 걸고 양손에 잡고 무릎을 접고 누워 시작 자세를 취한다.
- 호흡을 내쉬며 상체와 양팔을 옆으로 들어 올리면서 무릎을 편다.
- 호흡을 들이마시며 시작 자세로 돌아와 5~10회 반복해서 실시한다.

Tip - 다리를 뻗으며 양팔로 원을 그린다고 생각하며 실시한다.

더블 레그 오버헤드 스트레치 Double leg overhead stretch

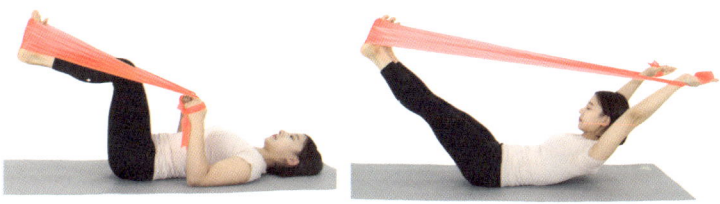

- 밴드를 발끝에 걸고 양손에 잡고 무릎을 접고 누워 시작 자세를 취한다.
- 호흡을 내쉬며 상체와 양팔을 머리 위로 들어 올리면서 무릎을 편다.
- 호흡을 들이마시며 시작 자세로 돌아와 5~10회 반복해서 실시한다.

Tip - 다리와 팔을 동시에 움직이는 동안 코어의 동적 안정성을 유지해야 한다.

싱글 레그 스트레치 Single leg stretch

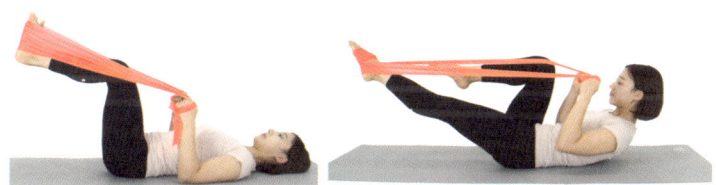

- 양발에 밴드를 걸고 무릎을 구부리고 누워서 시작 자세를 취한다.
- 호흡을 내쉬며 한쪽 다리를 펴면 반대쪽 무릎을 잡아당긴다.
- 호흡을 들이마셔다 내쉬며 반대쪽 나리를 실시힌다.
- 각 5~10회 반복해서 실시한다.

Tip - 허리가 뜨지 않도록 복부를 계속해서 수축한 상태로 유지하며 실시한다.

싱글 레그 스트레치 리치 Single leg stretch reach

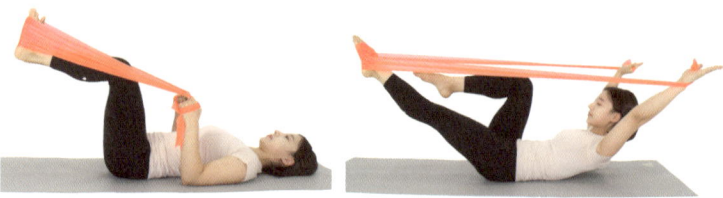

- 양발에 밴드를 걸고 무릎을 구부리고 누워서 시작 자세를 취한다.
- 호흡을 내쉬며 한쪽 발을 뻗으며 상체를 들어 올리며 양손을 머리 위로 내민다.
- 호흡을 들이마시며 시작 자세로 돌아와 5~10회 반복해서 실시한다.

Tip - 골반의 중립을 유지하며 목에 과도한 긴장은 피하면서 실시 한다.

티저 Teaser

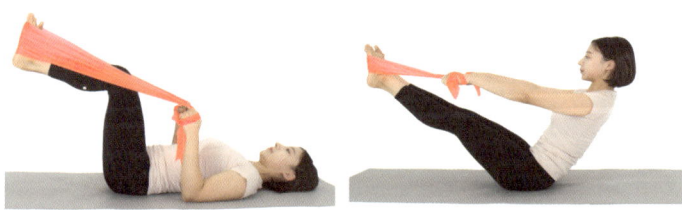

- 밴드를 발에 걸고 무릎을 90도로 구부리고 누워 시작 자세를 취한다.
- 호흡을 내쉬며 복부를 수축하고 다리를 뻗으며 척추분절을 하며 들어 올린다.
- 호흡을 들이마시며 몸을 이완하며 척추분절을 하며 시작 자세로 돌아온다.
- 5~10회 반복해서 실시한다.

Tip - 목과 어깨의 과도한 긴장이 되지 않도록 코어를 활성화하며 실시한다.

클래식 티저 Classic teaser

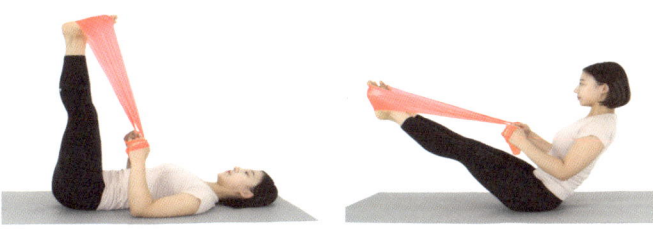

- 밴드를 발에 걸고 다리를 뻗고 양손에 밴드를 잡고 누워 시작 자세를 취한다.
- 호흡을 내쉬며 복부를 수축하며 밴드를 당기며 척추분절을 하며 들어 올린다.
- 호흡을 들이마시며 몸을 이완하며 척추분절을 하며 시작 자세로 돌아온다.
- 5~10회 반복해서 실시한다.

Tip - 밴드를 잡아당길 때 목과 어깨에 과도한 긴장이 들어가지 않도록 주의한다.

다이아몬드 레그 티저 Diamond leg teaser

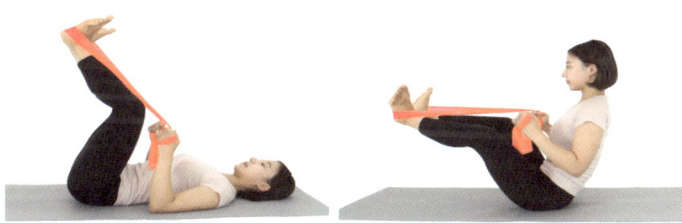

- 밴드를 걸고 발끝을 벌리고 무릎은 구부린 상태에서 누워 시작 자세를 취한다.
- 호흡을 내쉬며 복부를 수축하며 밴드를 당기며 척추분절을 하며 들어 올린다.
- 호흡을 들이마시며 몸을 이완하며 척추분절을 하며 시삭 사세로 돌아온디.
- 5~10회 반복해서 실시한다.

Tip - 뒤꿈치는 붙이고 발끝을 벌리고 무릎을 접은 상태를 유지하며 실시한다.

프로그 레그 Frog legs

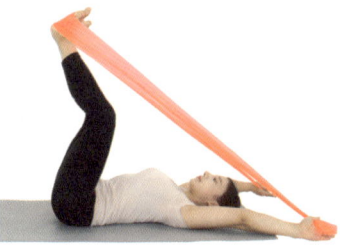 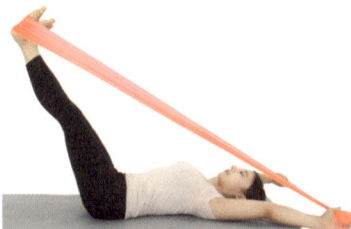

- 밴드를 걸고 발끝을 벌리고 무릎은 구부린 상태에서 누워 시작 자세를 취한다.
- 호흡을 내쉬며 양손은 머리 위로 유지하고, 벌리고 있는 무릎을 모으며 편다.
- 호흡을 들이마시며 무릎을 다시 접으면서 시작 자세로 돌아와 5~10회 반복해서 실시한다.

Tip - 밴드를 잡아 양손을 머리 위 대각선 방향으로 바닥을 누르며 실시한다.

하프 롤 오버 Half roll over

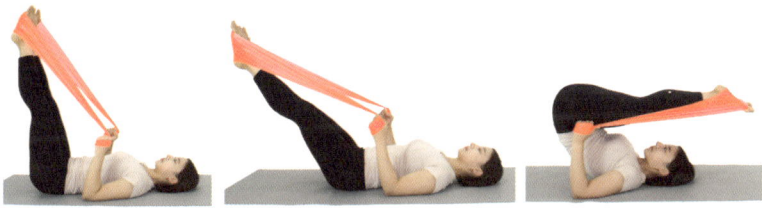

- 밴드를 발에 걸고 무릎을 90도로 구부리고 누워 시작 자세를 취한다.
- 호흡을 내쉬며 복부를 수축하고 다리를 뻗으며 척추분절을 하며 들어 올린다.
- 호흡을 들이마시며 몸을 이완하며 척추분절을 하며 시작 자세로 돌아온다.
- 5~10회 반복해서 실시한다.

Tip - 발끝을 수직으로 올리고 반동을 이용해 머리 뒤로 젖혀 당긴다.

롤 오버 Roll over

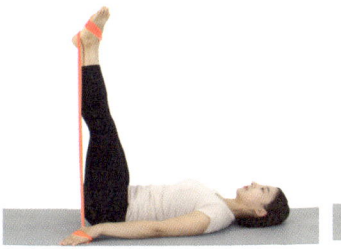
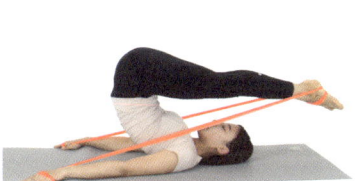

- 밴드를 교차해서 발끝에 걸고 다리를 편 상태에서 누워 시작 자세를 취한다.
- 호흡을 내쉬며 들고 있던 다리를 머리 위쪽으로 다리를 넘긴다.
- 호흡을 들이마시며 머리 위의 다리를 다시 시작 자세로 돌아온다.
- 5~10회 반복해서 실시한다.

Tip - 허리에 무리가 가지 않는 선까지 반동 없이 천천히 실시한다.

롤 스파인 스트레치 Long spine stretch

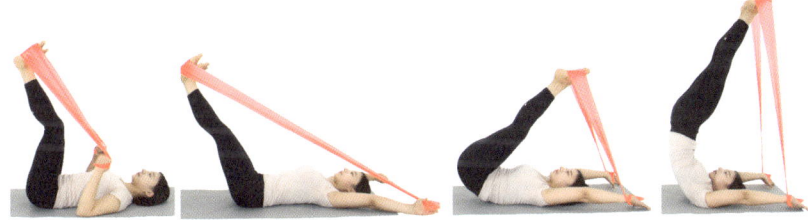

- 밴드를 걸고 발끝을 벌리고 무릎은 구부린 상태에서 누워 시작 자세를 취한다.
- 호흡을 내쉬며 양손은 머리 위로 들어 올리며 동시에 무릎을 편다.
- 호흡을 들이마시며 다리를 머리 방향 쪽으로 움직인다.
- 호흡을 내쉬며 바닥에서 골반을 하늘을 향해 들어 올린다.
- 호흡을 들이마시며 역순으로 시작 자세로 돌아와 5~10회 반복해서 실시한다.

Tip - 밴드를 잡아 양손을 머리 위 대각선 방향으로 바닥을 누르며 실시한다.

힙 서클 Hip circles

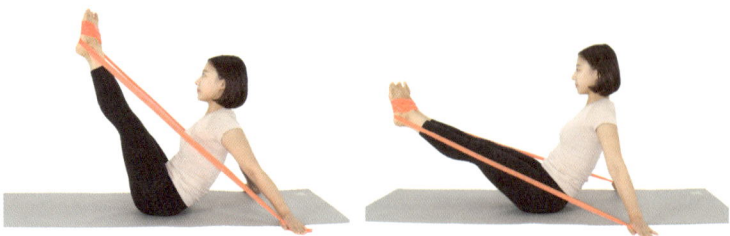

- 밴드를 발에 걸고 손을 등 뒤 바닥에 놓고 다리를 들고 시작 자세를 취한다.
- 호흡을 내쉬며 무릎을 펴고 유지하며 발로 원을 그린다.
- 호흡을 들이마시며 원을 그리며 시작 자세로 돌아온다.
- 5~10회 반복해서 실시한다.

Tip - 한쪽 방향으로만 원을 그리지 말고, 반대 방향으로도 실시한다.

오블리크 롤 빽 Obliques roll back

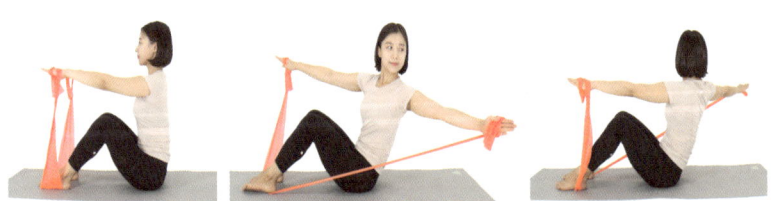

- 척추를 곧게 펴고 무릎을 접고 앉아서 양손을 뻗고 시작 자세를 취한다.
- 호흡을 내쉬며 복부를 수축하며, 한쪽 팔을 회전하며 옆으로 내민다.
- 호흡을 들이마시며 시작 자세로 돌아와다가 반대편을 실시한다.
- 5~10회 반복해서 실시한다.

Tip - 몸의 흔들림을 최소화하며 척추와 골반의 중립을 유지하며 실시한다.

티저 프랩 Teaser prep

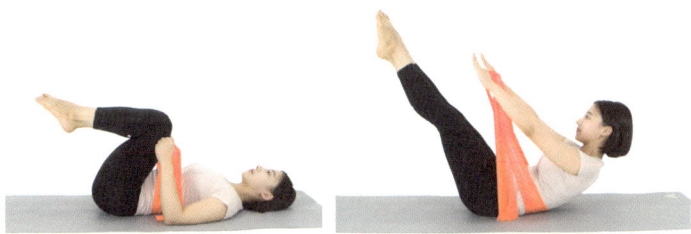

- 밴드 잡고 등 뒤에 놓고 팔꿈치와 무릎을 접고 누워 시작 자세를 취한다.
- 호흡을 내쉬며 상체를 들고 팔꿈치와 무릎을 펴면서 양손을 앞으로 내민다.
- 호흡을 들이마시며 시작 자세로 돌아와 5~10회 반복해서 실시한다.

Tip - 팔과 다리를 동시에 움직여 코어의 안정성과 협응력을 인지하며 실시한다.

티저 프랩 인 아웃 Teaser prep in out

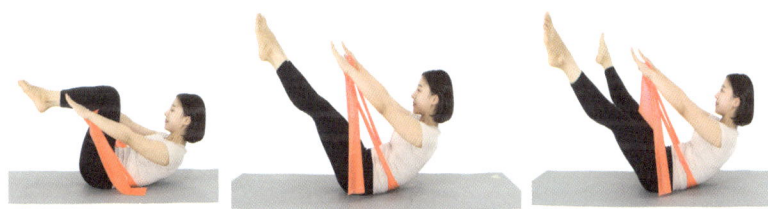

- 밴드 잡고 등 뒤에 놓고 무릎을 접고 상체를 들고 누워 시작 자세를 취한다.
- 호흡을 내쉬며 상체와 팔은 유지하고, 무릎을 펴면서 다리를 내민다.
- 호흡을 하면서 다리를 모았다, 벌렸다 5~10회 반복 후 시작 자세로 돌아온다.
- 5~10회 반복해서 실시한다.

Tip - 골반의 중립을 유지하며 발끝을 펴고 상체를 유지하며 반동 없이 실시한다.

롤링 라이크 어 볼 Rolling Like a Ball

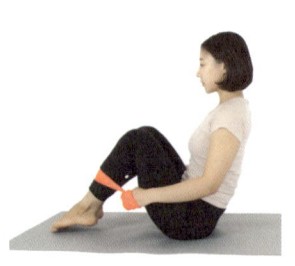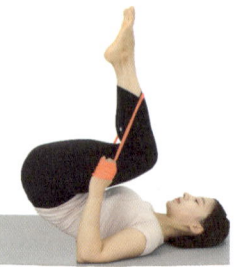

- 밴드를 정강이 앞에 걸고 앉아서 발끝을 들어 올린 후 시작 자세를 취한다.
- 호흡을 들이마시며 복부를 수축하고 등을 둥글게 말아 등으로 구른다.
- 호흡을 내쉬며 시작 자세로 돌아와 5~10회 반복해서 실시한다.

Tip - 다리를 차면서 몸의 반동을 사용하지 않도록 하면서 실시해야 한다.

티저 프랩 롤 어 오버헤드 Teaser prep roll overhead

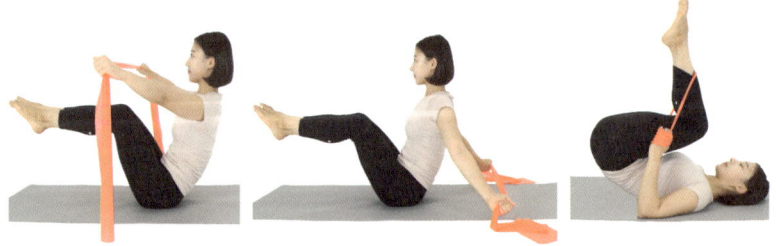

- 밴드를 가슴 앞에 잡고 무릎을 접고 앉아 다리를 들고 시작 자세를 취한다.
- 호흡을 내쉬며 머리 뒤로 팔을 벌리면서 밴드를 옆으로 잡아당기면서 넘긴다.
- 호흡을 들이마시며 시작 자세로 돌아와 뒤로 굴러다 돌아와 5~10회 반복한다.

Tip - 무릎을 접고 다리를 들고 있는 자세를 계속 유지하며 실시해야 한다.

프레스 업 Press up

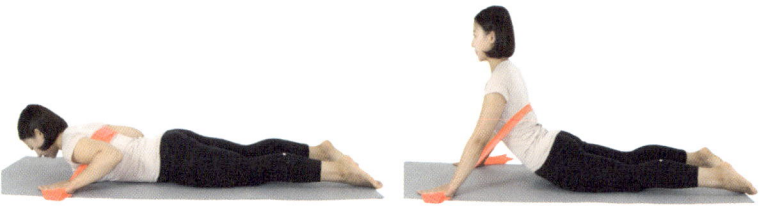

- 밴드를 등 뒤로 놓고 양손에 잡고 팔꿈치를 접고 엎드려 시작 자세를 취한다.
- 호흡을 내쉬며 바닥을 짚은 팔꿈치를 펴면서 상체를 들어 올린다.
- 호흡을 들이마시며 시작 자세로 돌아와 5~10회 반복해서 실시한다.

Tip - 어깨의 긴장을 빼고 척추를 신전시켜 복직근을 늘리며 실시한다.

스완 프랩 Swan prep

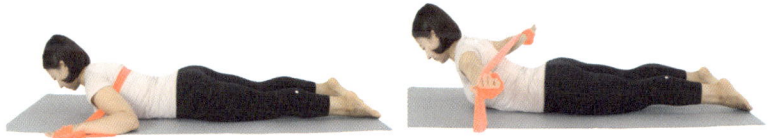

- 밴드를 등 뒤로 놓고 양손에 잡고 팔꿈치를 접고 엎드려 시작 자세를 취한다.
- 호흡을 내쉬며 양손을 옆으로 내밀며 상체와 함께 들어 올린다.
- 호흡을 들이마시며 시작 자세로 돌아와 5~10회 반복해서 실시한다.

Tip - 팔을 끝까지 내밀어 가슴의 수축과 견갑골의 움직임을 인지하며 실시한다.

브리스트 스트로크 Breast Stroke

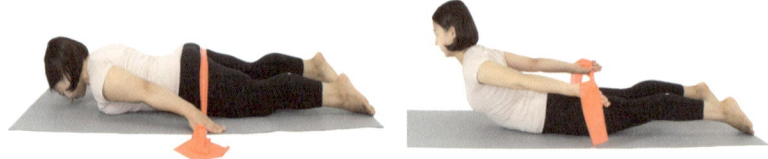

- 밴드를 엉덩이 뒤로 놓고 양손에 잡고 바닥에 엎드려 시작 자세를 취한다.
- 호흡을 내쉬며 밴드를 벌리며 상체와 양손을 위로 들어 올린다.
- 호흡을 들이마시며 시작 자세로 돌아와 5~10회 반복해서 실시한다.

Tip - 가슴과 어깨가 신전 될 수 있도록 견갑골을 모아 잡아당기며 실시한다.

브리스트 스트로크 암 리치 Breast stroke arm reach

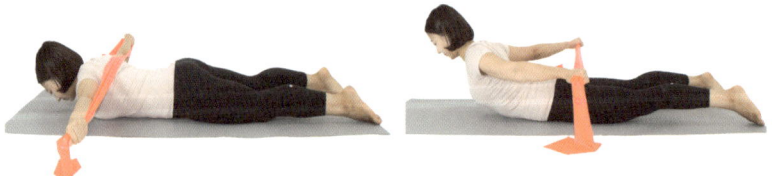

- 밴드를 등 뒤에 놓고 팔을 가슴 벌리고 잡고 바닥에 엎드려 시작 자세를 취한다.
- 호흡을 내쉬며 밴드를 벌리며 상체와 양손을 뒤쪽 대각선으로 들어 올린다.
- 호흡을 들이마시며 가슴 양옆으로 팔을 벌리며 시작 자세로 돌아온다.
- 5~10회 반복해서 실시한다.

Tip - 다리가 들리지 않도록 바닥을 누르며 코어를 활성화하며 실시한다.

더블 레그 킥 Double leg kick

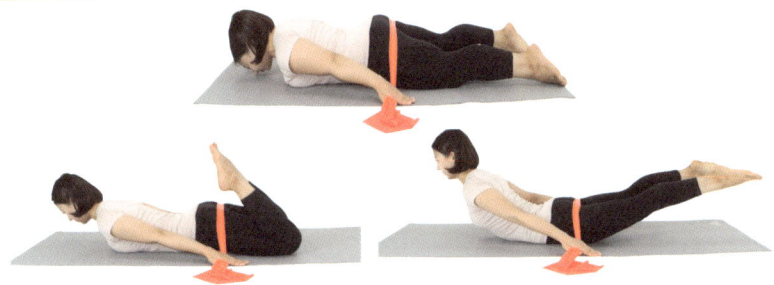

- 밴드를 엉덩이 뒤로 놓고 양손에 잡고 바닥에 엎드려 시작 자세를 취한다.
- 호흡을 들이마시며 양 다리의 무릎을 접는다.
- 호흡을 내쉬며 무릎을 펴면서 상체와 팔을 들어 올린다.
- 호흡을 들이마시며 시작 자세로 돌아와 5~10회 반복해서 실시한다.

Tip - 복부와 엉덩이를 수축하며 골반이 바닥에 떨어지지 않도록 주의한다.

스완 Swan

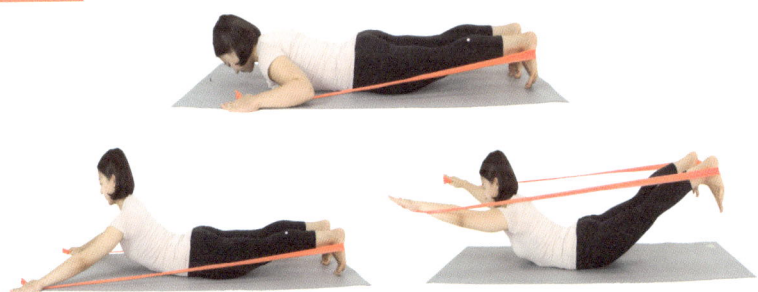

- 엎드린 자세에서 팔꿈치를 몸통 옆에 붙이고 시작 자세를 취한다.
- 호흡을 내쉬며 양손을 앞으로 뻗으며 바닥을 누르며 상체를 들어 올린다.
- 호흡을 들이마시고 내쉬며 복부를 수축하고 양팔과 다리를 멀리 뻗어준다.
- 호흡을 들이마시며 역순으로 시작 자세로 돌아와 5~10회 반복해서 실시한다.

Tip - 허리가 과도하게 꺾이지 않도록 엉덩이와 복부에 힘을 주며 실시한다.

더블 레그 킥 스완 Double leg kicks swan

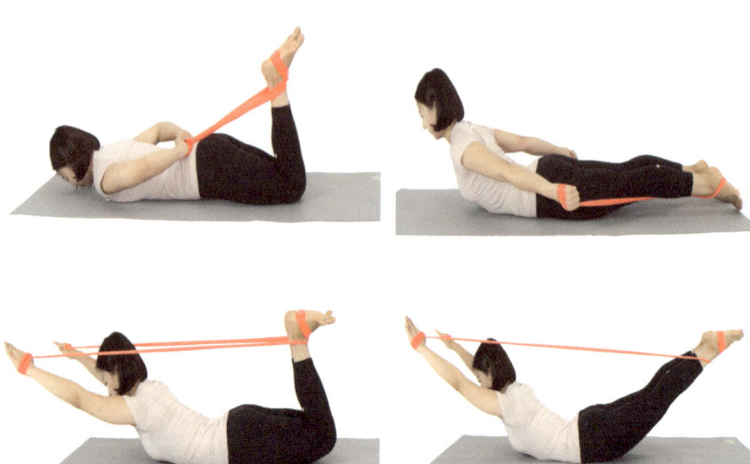

- 밴드를 발에 교차해 걸고 무릎을 접고 양손에 잡고 엎드려 시작 자세를 취한다.
- 호흡을 내쉬며 밴드를 밀어내며 무릎을 펴면서 팔을 들어 올린다.
- 호흡을 들이마시며 양손을 가슴 앞으로 원을 그리며 내밀며 무릎을 접는다.
- 호흡을 내쉬며 무릎을 다시 펴면서 상체를 들어 올린다.
- 호흡을 들이마시며 역순으로 시작 자세로 돌아와 5~10회 반복해서 실시한다.

Tip - 상체와 하체를 멀리 뻗으며 코어와 골반의 안정성을 인지하며 실시한다.

스완 락킹 Swan rocking

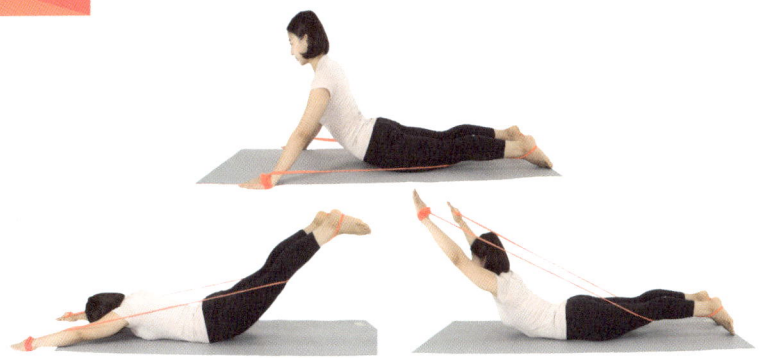

- 밴드를 발에 교차해 걸고 양손에 잡고 엎드려 상체를 들고 시작 자세를 취한다.
- 호흡을 내쉬며 다리를 들면서 상체를 숙이며 팔을 앞으로 뻗는다.
- 호흡을 들이마시며 다리를 내리며 반동을 이용해 팔과 상체를 들어 올린다.
- 호흡을 내쉬며 들고 있던 팔을 내리며 다시 다리를 들어 올린다.
- 5~10회 반복해서 실시한 후 시작 자세로 돌아온다.

Tip - 과도한 반동으로 허리 부상을 입지 않도록 주의하며 실시한다.

리칭 아웃 Reaching out

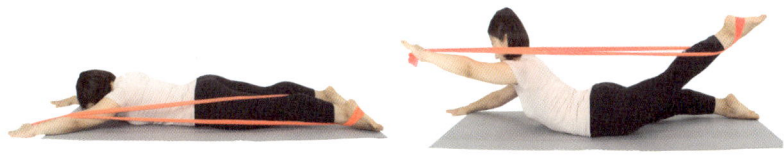

- 밴드를 한쪽 발에 교차해 걸고 같은 쪽 손에 잡고 엎드려 시작 자세를 취한다.
- 호흡을 내쉬며 팔과 다리를 동시에 들어 올린다.
- 호흡을 들이마시며 손과 다리를 내리며 시작 자세로 돌아온다.
- 5~10회 반복 후 반대쪽을 실시한다

Tip - 밴드를 잡고 있는 반대쪽 손과 발을 바닥을 누르면서 실시한다.

스위밍 Swimming

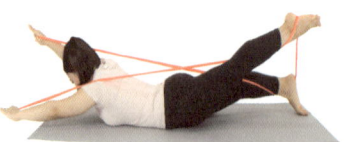 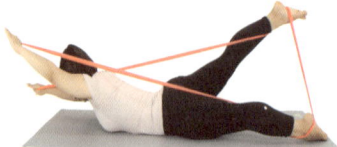

- 밴드를 발에 감아 양손에 잡고 엎드려서 시작 자세를 취한다.
- 호흡을 내쉬며 한쪽 손과 대각선 다리를 들어 올린다.
- 호흡을 들이마시며 시작 자세로 돌아와 반대쪽을 실시한다.
- 5~10회 반복해서 실시한다.

Tip - 팔다리를 교차하며 수영하듯이 실시한다.

프론 체스트 로테이션 익스펜션 Prone chest rotation expansion

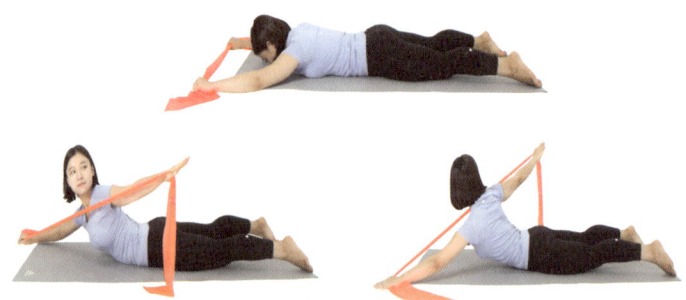

- 엎드린 자세에서 머리 위에 밴드를 잡고 벌린 상태에서 시작 자세를 취한다.
- 호흡을 내쉬며 상체를 들어 올리면서 한쪽 손을 뒤쪽 사선 방향으로 내민다.
- 호흡을 들이마시며 시작 자세로 돌아온 후 반대쪽 방향을 실시한다.
- 5~10회 반복해서 실시한다.

Tip - 복부와 둔근을 수축하며 가슴을 열면서 팔을 최대한 멀리 뻗어야 한다.

켓 스트레치 Cat Stretch

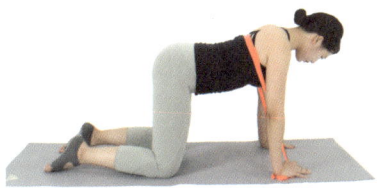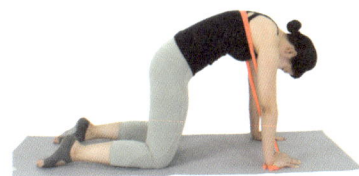

- 밴드를 등 뒤로 놓고 양손에 밴드를 잡고 바닥을 짚고 시작 자세를 취한다.
- 호흡을 내쉬며 양손으로 바닥을 밀어내며 척추를 말아 올린다.
- 호흡을 들이마시며 시작 자세로 돌아온다.
- 5~10회 반복해서 실시한다.

Tip - 척추를 분절하면서 곡선이 될 수 있도록 코어를 수축하며 실시한다.

푸시 업 Push up

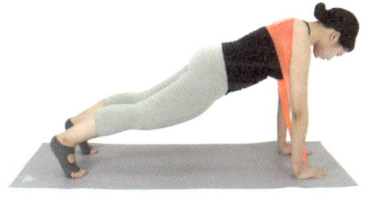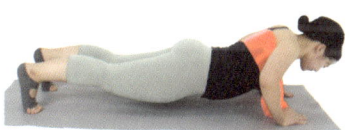

- 밴드를 등 뒤로 놓고 양손에 밴드를 잡고 바닥을 짚고 시작 자세를 취한다.
- 호흡을 내쉬며 팔꿈치를 구부리며 가슴을 바닥을 향해 내린다.
- 호흡을 들이마시며 시작 자세로 돌아온다.
- 5~10회 반복해서 실시한다.

Tip - 코어를 활성화하며 골반과 척추를 평평하게 유지하며 실시한다.

사이드 레그 프레스 Side leg press

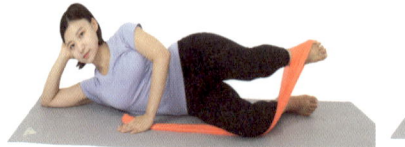
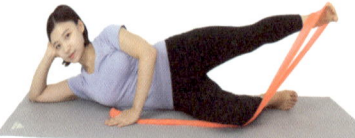

- 옆으로 누워서 한쪽 다리에 밴드를 걸고 무릎을 접고 시작 자세를 취한다.
- 호흡을 내쉬며 밴드를 걸고 있는 다리의 무릎을 아래쪽을 향해 뻗는다.
- 호흡을 들이마시며 시작 자세로 돌아온다.
- 5~10회 반복해서 실시하고 반대쪽을 실시한다.

Tip - 무릎을 벌리고 골반의 정렬을 유지하면서 실시한다.

사이드 레그 리프트 Side Leg Lift

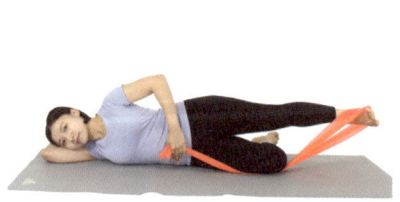
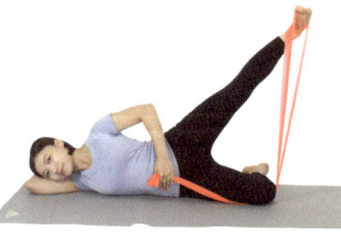

- 옆으로 누워서 한쪽 다리에 밴드를 걸고 시작 자세를 취한다.
- 호흡을 내쉬며 밴드를 걸고 있는 다리를 위로 들어 올린다.
- 호흡을 들이마시며 시작 자세로 돌아온다.
- 5~10회 반복해서 실시하고 반대쪽을 실시한다.

Tip - 골반의 정렬과 발끝이 정면을 향하도록 유지하며 실시한다.

사이드 킥 Side Kick

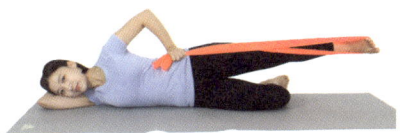
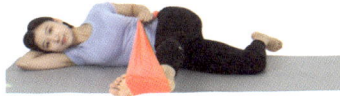
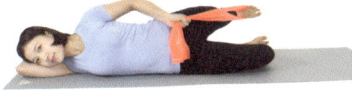

- 옆으로 누워서 한쪽 다리에 밴드를 걸고 시작 자세를 취한다.
- 호흡을 내쉬며 밴드를 걸고 있는 다리를 앞으로 움직입니다.
- 호흡을 들이마시며 다리를 몸 뒤쪽으로 움직입니다.
- 5~10회 반복해서 실시하고 반대쪽을 실시한다.

Tip - 다리를 앞뒤로 움직일 때 골반의 정렬을 유지하며 실시한다.

사이드 브리지 Side Bridge

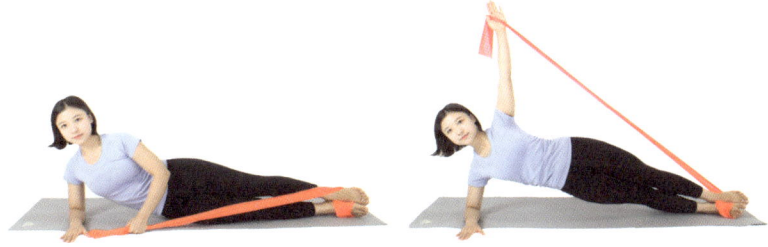

- 사이드 플랭크 자세에서 다리 사이에 밴드를 끼고 시작 자세를 취한다.
- 호흡을 내쉬며 골반을 들어 올리며 밴드를 잡은 손을 가슴 옆으로 팔을 뻗는다.
- 호흡을 들이마시며 역순으로 시작 자세로 돌아와 5~10회 반복해서 실시한다.

Tip - 척추와 골반을 일직선이 되도록 유지하며 반동 없이 실시한다.

사이드 리프트 암 리치 Side lift arm reach

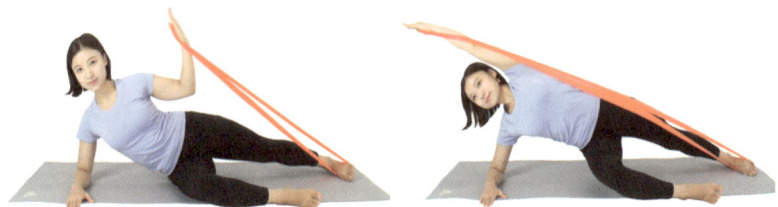

- 사이드 플랭크에서 한쪽 무릎은 접고 발에 밴드를 걸고 시작 자세를 취한다.
- 호흡을 내쉬며 골반을 바닥에서 들어 올리며 접고 있는 팔을 뻗는다.
- 호흡을 들이마시며 역순으로 시작 자세로 돌아온다.
- 5~10회 반복해서 실시하고 반대쪽을 실시한다.

Tip - 골반을 들어 올려 팔을 뻗었을 때 팔부터 다리까지 일자가 되도록 실시한다.

사이드 리치 Side reach

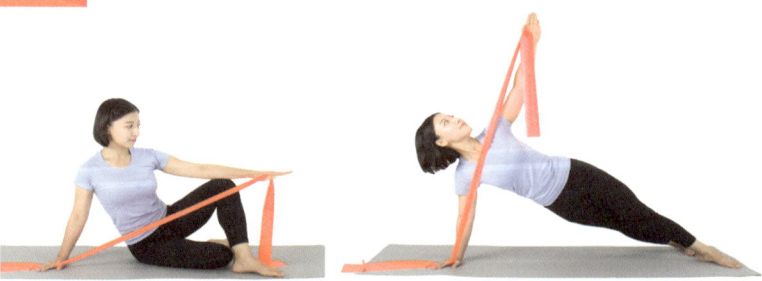

- 옆으로 한쪽 무릎은 구부리고, 반대쪽 무릎은 세우고 시작 자세를 취한다.
- 호흡을 내쉬며 한쪽 손은 바닥을 집고 반대 손은 가슴 옆으로 벌린다.
- 호흡을 들이마시며 역순으로 시작 자세로 돌아온다.
- 5~10회 반복해서 실시하고 반대쪽을 실시한다.

Tip - 다리를 교차하고 머리부터 일직선이 되도록 유지하며 실시한다.

넥 스트레칭 Neck stretching

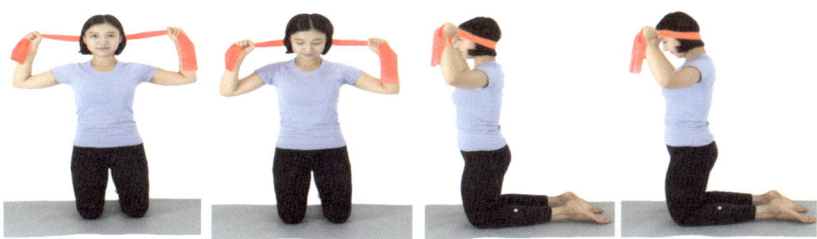

- 밴드를 머리 뒤로 놓고 양손에 잡고 무릎을 구부리고 앉아 시작 자세를 취한다.
- 호흡을 내쉬며 밴드를 잡아당기며 고개를 숙인다.
- 호흡을 들이마시며 시작 자세로 돌아와 5~10회 반복해서 실시한다.

Tip - 목에 과도한 긴장이 가지 않도록 실시한다.

렛 풀 다운 Lat pull down

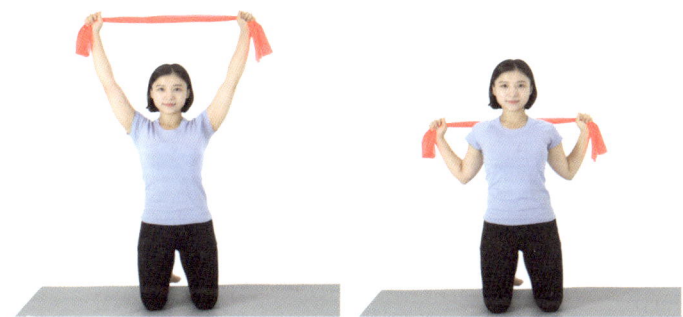

- 밴드를 머리 위로 양손에 잡고 벌려 무릎을 구부리고 앉아 시작 자세를 취한다.
- 호흡을 내쉬며 밴드를 잡아당기면서 팔꿈치를 접으며 구부린다.
- 호흡을 들이마시며 시작 자세로 돌아와 5~10회 반복해서 실시한다.

Tip - 복부와 둔근을 수축하며 견갑골의 움직임을 인지하며 실시한다.

트렁크 로테이션 렛 풀 다운 Trunk rotation lat pull down

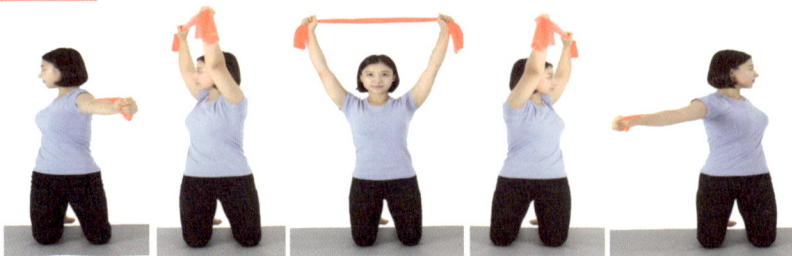

- 밴드를 머리 위로 양손에 잡고 벌려 무릎을 구부리고 앉아 시작 자세를 취한다.
- 호흡을 내쉬며 밴드를 잡아당기면서 한쪽 방향으로 몸통을 회전한다.
- 호흡을 들이마시며 시작 자세로 돌아와서 반대쪽 방향으로 실시한다.
- 5~10회 반복해서 실시한다.

Tip - 복부와 둔근을 수축하며 견갑골의 움직임을 인지하며 실시한다.

힌지 스카플라 프로트렉션 Hinge scapula protraction

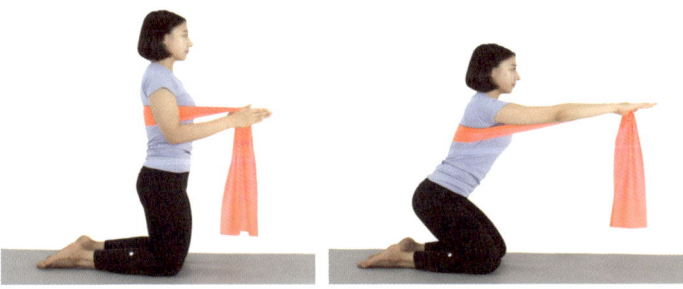

- 밴드를 등 뒤에 놓고 팔꿈치와 무릎을 구부리고 시작 자세를 취한다.
- 호흡을 내쉬며 팔을 가슴 앞으로 뻗으며 엉덩이를 뒤로 빼며 상체를 기울인다.
- 호흡을 들이마시며 역순으로 시작 자세로 돌아와 5~10회 반복해서 실시한다.

Tip - 척추 후면의 근육과 견갑골의 움직임을 인지하며 실시한다.

싸이 스트레치 Thigh stretch

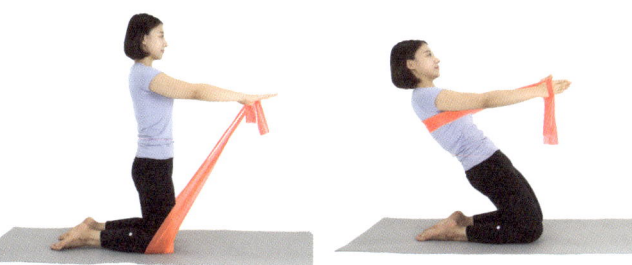

- 무릎을 골반 넓이로 벌리고 밴드를 양손에 잡고 시작 자세를 취한다.
- 호흡을 내쉬며 복부를 수축하며 상체를 뒤로 기울여 Z자가 되도록 한다.
- 호흡을 들이마시며 시작 자세로 돌아와 5~10회 반복해서 실시한다.

Tip - 상체를 뒤로 이동하는 동안 둔근과 복부에 수축을 유지하며 실시한다

리치 아웃 유어 암 Reach out your arms

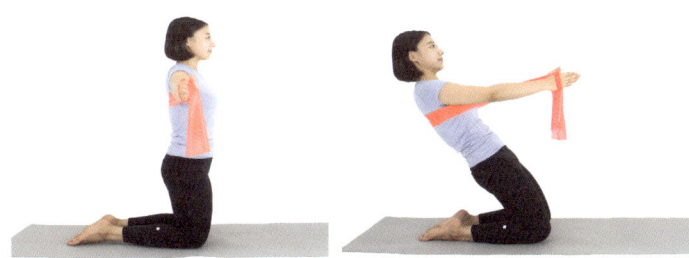

- 밴드를 등 뒤에 놓고 팔을 벌리고 무릎을 구부리고 시작 자세를 취한다.
- 호흡을 내쉬며 밴드를 가슴 앞에 모으면서 상체를 Z자가 되도록 기울인다.
- 호흡을 들이마시며 양 팔을 벌리면서 시작 자세로 돌아와 5~10회 반복해서 실시한다.

Tip - 허벅지 앞을 스트레칭하며 가슴 근육은 수축하면서 실시한다.

체스트 익스펜션 Chest expansion

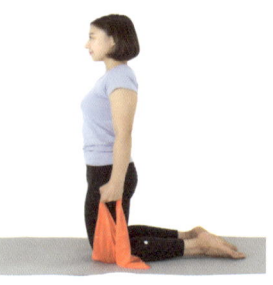
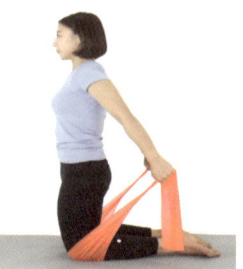

- 무릎을 골반 넓이로 벌리고 밴드를 양손에 잡고 시작 자세를 취한다.
- 호흡을 내쉬며 복부를 수축하며 밴드를 잡아당기며 양팔을 뒤로 뻗는다.
- 호흡을 들이마시며 시작 자세로 돌아와 5~10회 반복해서 실시한다.

Tip - 가슴을 펴고 척추와 골반의 중립을 유지하며 실시한다.

닐링 드로우 어 스워드 Kneeling draw a sword

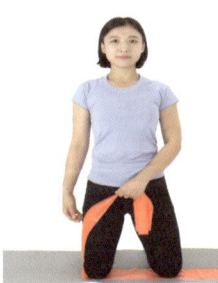
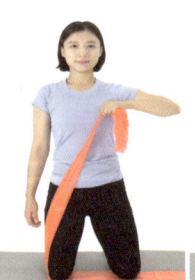
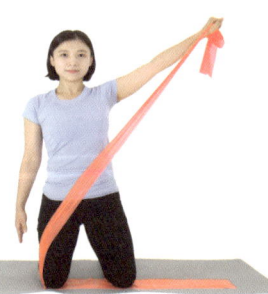

- 무릎을 구부리고 앉아 손을 교차해 밴드를 잡고 시작 자세를 취한다.
- 호흡을 내쉬며 팔꿈치를 잡아당기며 사선 방향으로 들어 올린다.
- 호흡을 들이마시며 시작 자세로 돌아온다.
- 5~10회 반복해서 실시하고 반대쪽을 실시한다.

Tip - 복부와 엉덩이를 수축하며 몸통이 흔들리지 않도록 유지하며 실시한다.

사이드 밴드 Side bend

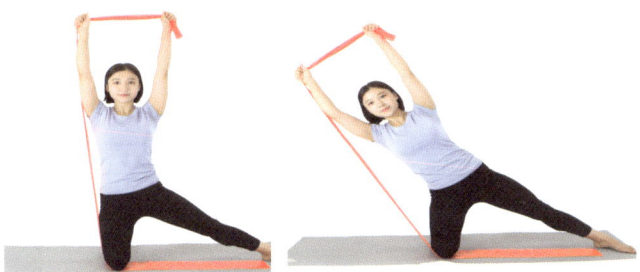

- 무릎을 구부리고 한쪽 다리를 펴고 머리 위로 밴드를 잡고 시작 자세를 취한다.
- 호흡을 내쉬며 복부를 수축하며 척추를 길게 뻗으며 상체를 기울인다.
- 호흡을 들이마시며 시작 자세로 돌아와 5~10회 반복해서 실시한다.

Tip - 상체를 기울이는 동안 척추의 중립이 무너지지 않도록 인지하며 실시한다.

사이드 밴드 트라이셉스 Side bend triceps

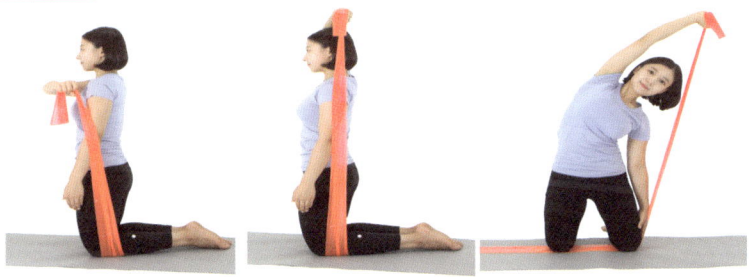

- 무릎을 구부리고 앉아 손을 교차해 밴드를 잡고 시작 자세를 취한다.
- 호흡을 내쉬며 밴드를 잡고 있는 팔꿈치를 머리 위로 들어 올린다.
- 호흡을 들이마시며 밴드를 잡은 쪽의 팔꿈치를 머리 위로 편다.
- 호흡을 내쉬며 반대쪽 손은 허벅지를 스치며 내려가면서 상체를 기울인다.
- 호흡을 들이마시며 역순으로 시작 자세로 돌아와 5~10회 반복하고 반대쪽을 실시한다.

Tip -상체를 측면으로 기울일 때 균형이 무너지지 않도록 유지하며 실시한다.

미드 백 플랙션 & 익스텐션 Mid-back flexion and extension

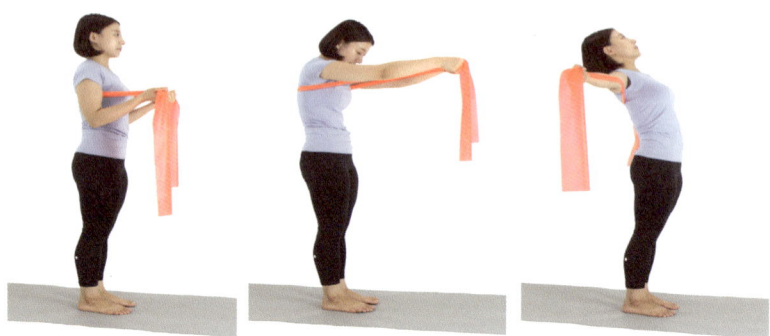

- 밴드를 등 뒤에 중간에 위치하고 양손을 밴드를 말아 잡고 시작 자세를 취한다.
- 팔꿈치를 펴면서 양손을 앞으로 내밀며 상체를 구부리며 호흡을 내뱉는다.
- 호흡을 들이마시면서 양팔을 반원을 그리며 흉곽을 확장시켜 준다.

Tip - 호흡을 통해 코어를 활성화해주며, 익상견갑에 효과적인 운동이다.

숄더 리프트 업 다운 Shoulder lift up down

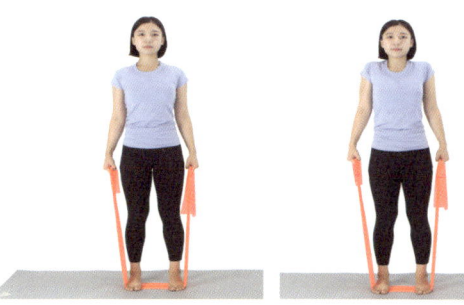

- 양손에 밴드를 어깨너비로 다리를 벌리고 서서 시작 자세를 취한다.
- 호흡을 들이마시면서 어깨를 들어 올린다.
- 호흡을 내쉬며 어깨를 끌어내리며 시작 자세로 돌아와 5~8회 반복해서 실시한다.

Tip - 어깨의 긴장을 풀어주고, 호흡을 조절하는데 효과적인 운동이다.

숄더 풀 문 Shoulder full Moon

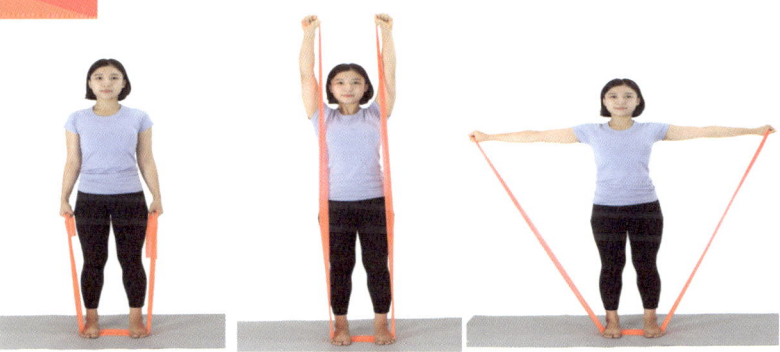

- 밴드 위에 서서 양손으로 밴드를 잡은 상태에서 시작 자세를 취한다.
- 호흡을 내쉬며 측면으로 밴드를 들어 올린다.
- 호흡을 들이마시며 밴드를 머리 위로 들어 올린다.
- 호흡을 내쉬며 원을 그리며 밴드를 내리며 시작 자세로 돌아온다.

Tip - 호흡을 깊게 하면서 큰 원을 그리며 흉곽을 확장 시키며 실시한다.

숄더 익스터널 로테이션 Shoulder external rotation

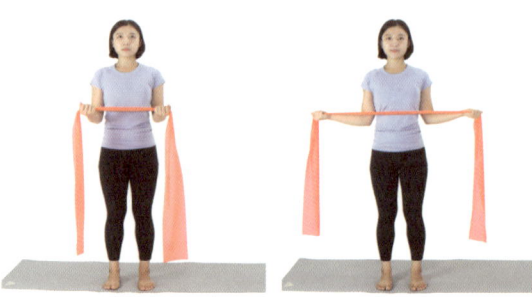

- 밴드를 잡고 팔꿈치를 접어 옆구리에 붙이고 서서 시작 자세를 취한다.
- 호흡을 내쉬며 팔꿈치를 옆구리에 붙인 상태로 옆으로 외회전 시킨다.
- 호흡을 들이마시며 시작 자세로 돌아와 5~10회 반복해서 실시한다.

Tip - 라운드 숄더를 개선하는데 효과적인 운동이다.

숄더 스트레칭 Shoulder stretching

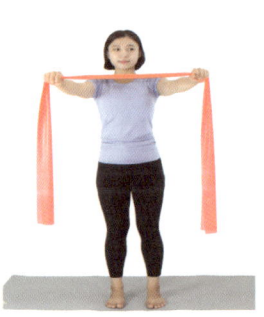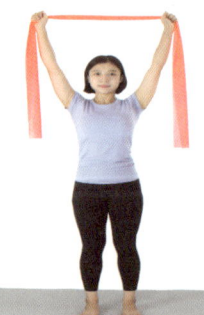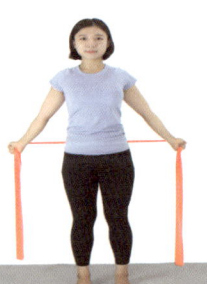

- 양손으로 가슴 앞에 밴드를 잡고 벌린 상태에서 시작 자세를 취한다.
- 호흡을 내쉬며 머리 위로 밴드를 원을 그리며 몸 뒤로 넘긴다.
- 호흡을 들이마시며 밴드를 시작 자세로 돌아와 5~10회 반복해서 실시한다.

Tip - 가슴 근육과 어깨의 가동성과 유연성을 개선하는데 효과적인 운동이다.

숄더 하프 사이드 밴드 Shoulder half side bend

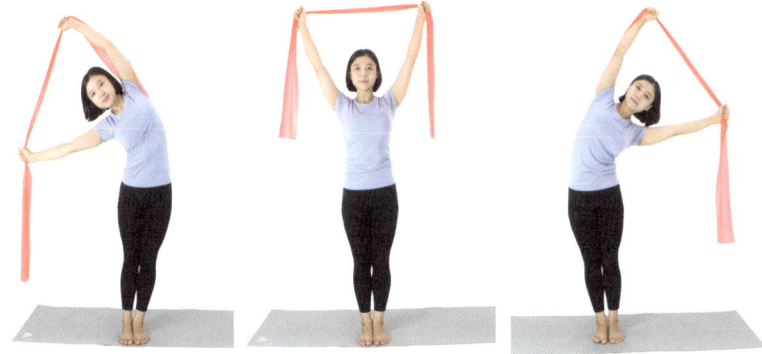

- 머리 위에 양손으로 밴드를 잡고 벌린 상태에서 시작 자세를 취한다.
- 호흡을 내쉬며 좌/우로 밴드를 벌리며 측면으로 몸을 기울 인다.
- 호흡을 들이마시며 기울어진 상채를 들어 올리며 시작 자세로 돌아온다.
- 5~10회 반복해서 실시한다.

Tip -몸이 앞/뒤로 흔들리면 안되며 복부를 수축하고 엉덩이를 조이며 실시한다.

사이드 밴드 서클 Side bend circle

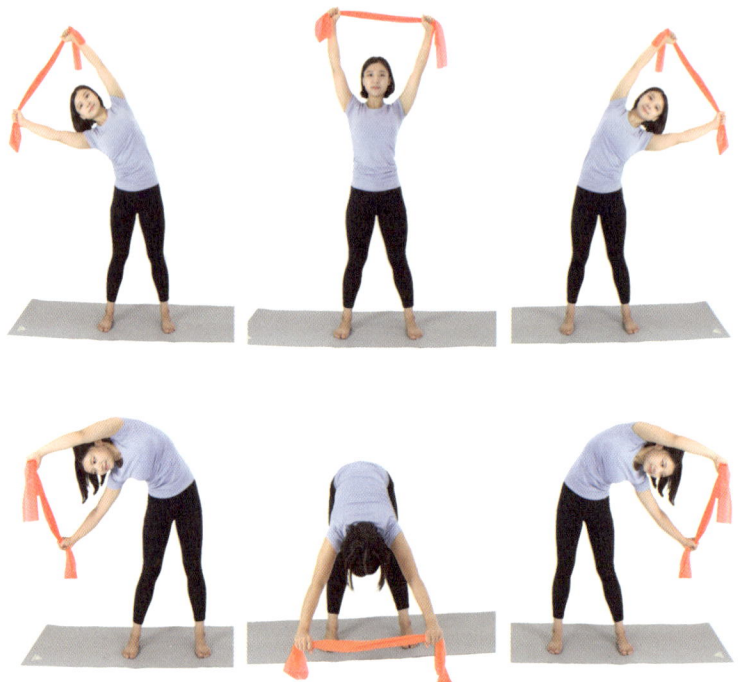

- 머리 위에 양손으로 밴드를 잡고 벌린 상태에서 시작 자세를 취한다.
- 호흡을 내쉬며 밴드를 벌리며 측면으로 몸을 기울이며 반원을 그린다.
- 호흡을 들이마시며 시계방향으로 반원을 그리며 들어 올린다.
- 5~10회 반복해서 실시한다. (반대 방향으로 실시한다.)

Tip - 반동을 사용하지 않고 흉곽을 확장 시키며 실시한다.

체스트 프레스 Chest press

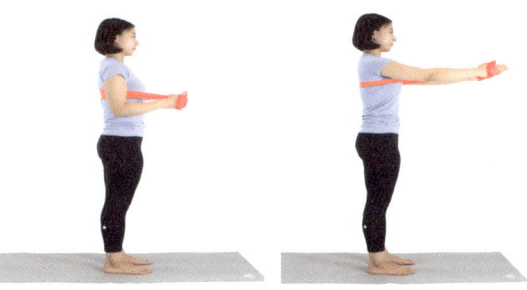

- 밴드를 등 뒤로 놓고 양손에 잡고 팔꿈치를 접고 서서 시작 자세를 취한다.
- 호흡을 내쉬며 팔꿈치를 펴면서 양손을 앞으로 내민다.
- 호흡을 들이마시며 시작 자세로 돌아와 5~10회 반복해서 실시한다.

Tip - 팔을 끝까지 내밀어 가슴의 수축과 견갑골의 움직임을 인지하며 실시한다.

펀치 Punch

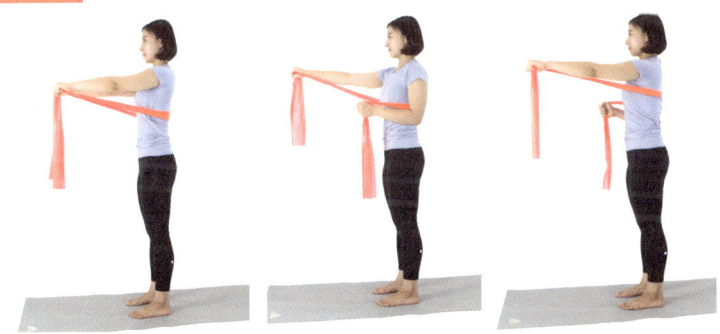

- 밴드를 등 뒤에 놓고, 양손에 밴드를 가슴 옆에 잡고 서서 시작 자세를 취한다.
- 호흡을 내쉬며 한쪽 팔꿈치를 펴면서 주먹을 지른다.
- 호흡을 들이마시며 시작 자세로 돌아오고, 반대편을 실시힌다.
- 좌/우 교대로 5~10회 반복해서 실시한다.

Tip - 응용 동작으로 손바닥이 안쪽 또는 위쪽을 향하게 두고 실시한다.

펀치 위드 트위스트 Punch with twist

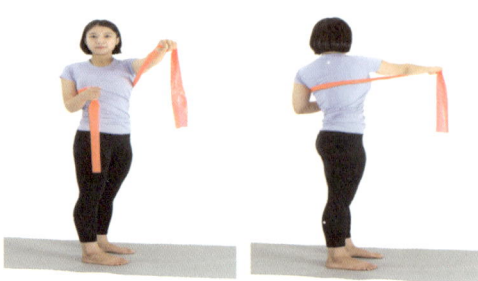

- 밴드를 등 뒤에 놓고, 양손에 밴드를 가슴 옆에 잡고 서서 시작 자세를 취한다.
- 호흡을 내쉬며 한쪽 팔꿈치를 펴면서 몸통을 회전한다.
- 호흡을 들이마시며 시작 자세로 돌아오고, 반대편을 실시한다.
- 좌/우 교대로 5~10회 반복해서 실시한다.

Tip - 골반이 회전하는 동안 축을 중심으로 상체를 회전시켜 위치를 유지한다.

스탠딩 힙 익스텐션 Standing hip extension

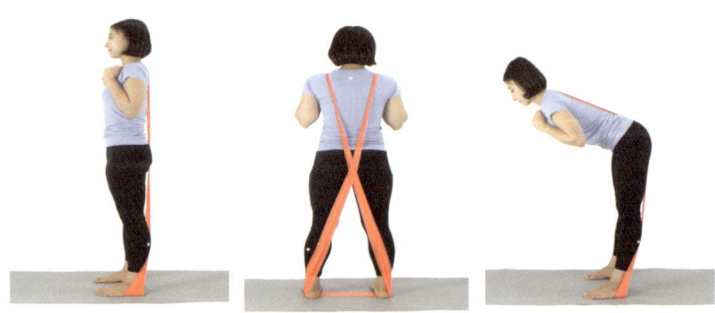

- 골반 너비로 서서 밴드를 X자로 교차 후 양손으로 잡고 시작 자세를 취한다.
- 호흡을 들이마시며 상체를 숙이며 엉덩이와 햄스트링을 이완 시킨다.
- 호흡을 내쉬며 척추의 곡선을 유지하며 시작 자세로 돌아 5~10회 반복해서 실시한다.

Tip - 움직임을 하는 동안 복부를 수축하며 척추를 최대한 길게 유지한다.

런지 롬보이드 Lunging rhomboids

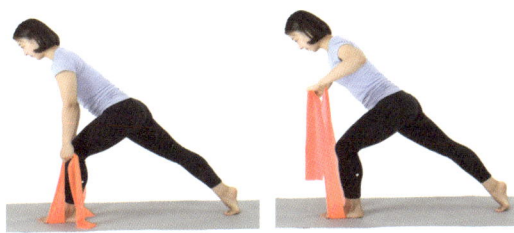

- 런지 자세에서 밴드를 잡고 양팔을 펴고 시작 자세를 취한다.
- 호흡을 내쉬며 팔꿈치를 90도로 구부리며 당겨 준다.
- 호흡을 들이마시며 시작 자세로 돌아와 5~10회 반복해서 실시한다.

Tip - 반동을 쓰지 말고, 승모근에 과도한 긴장이 들어가지 않도록 주의한다.

런지 체스트 익스펜션 Lunging chest expansion

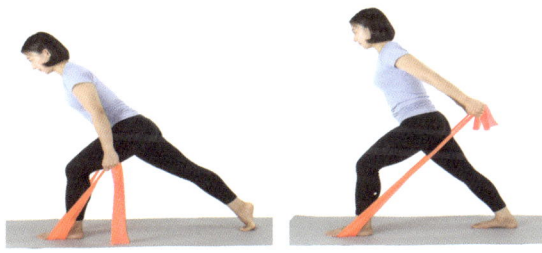

- 런지 자세에서 밴드를 잡고 양팔을 펴고 시작 자세를 취한다.
- 호흡을 내쉬며 몸 뒤쪽 방향으로 손을 움직인다.
- 호흡을 들이마시며 시작 자세로 돌아와 5~10회 반복해서 실시한다.

Tip - 가슴을 펴고, 확장 시키면서 움직임을 실시한다.

런지 트라이셉스 Lunging triceps

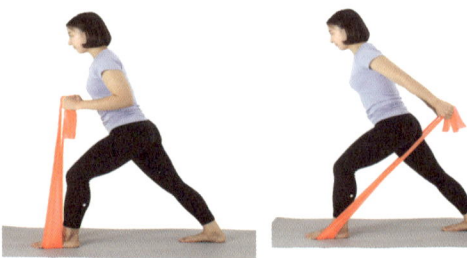

- 런지 자세에서 밴드를 잡고 팔꿈치를 구부리고 시작 자세를 취한다.
- 호흡을 내쉬며 몸 뒤쪽 방향으로 팔꿈치를 편다.
- 호흡을 들이마시며 시작 자세로 돌아와 5~10회 반복해서 실시한다.

Tip - 운동을 실시하는 동안 팔이 돌아가지 않도록 주의한다.

런지 바이셉스 Lunging biceps

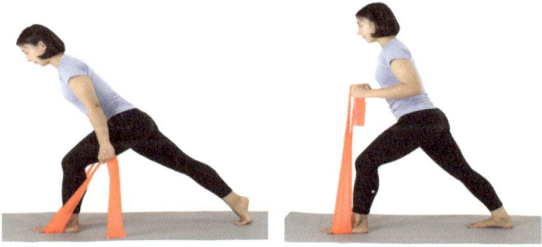

- 런지 자세에서 밴드를 잡고 양팔을 펴고 시작 자세를 취한다.
- 호흡을 내쉬며 밴드를 어깨 방향으로 당기면서 팔꿈치를 굽힌다.
- 호흡을 들이마시며 시작 자세로 돌아와 5~10회 반복해서 실시한다.

Tip - 팔꿈치를 몸에 붙이며, 반동을 사용하지 않으며 실시한다.

싱글 레그 펌프 Single leg pump

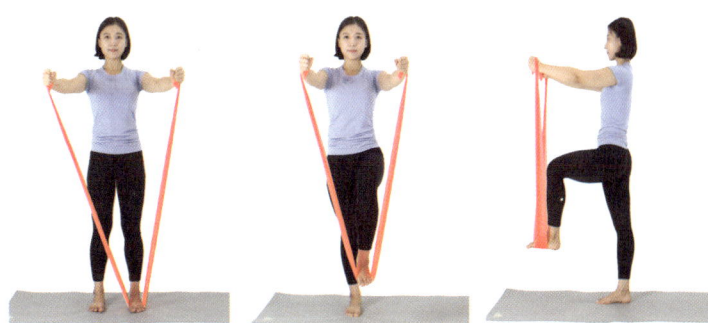

- 밴드를 한쪽 발아래 놓고 양손에 잡고 서서 시작 자세를 취한다.
- 호흡을 들이마시며 한쪽 다리를 들어 올린다.
- 호흡을 내쉬며 들어 올린 다리의 무릎을 아래로 내린다.
- 5~10회 반복해서 실시하고 반대쪽 다리를 실시한다.

Tip - 한쪽 발로 서서 코어의 안정화 및 골반의 균형을 잡으면서 실시한다.

런지 오트 Lunging haut

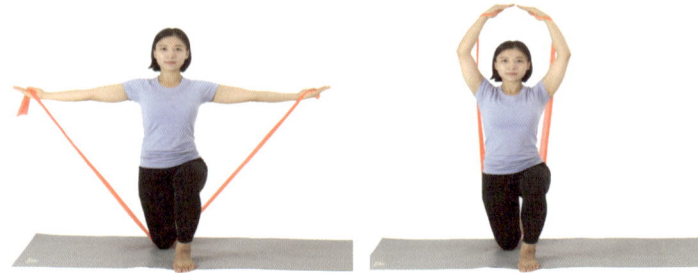

- 밴드를 한쪽 무릎 아래 놓고 팔을 벌리고 양손에 잡고 시작 자세를 취한다.
- 호흡을 내쉬며 양손을 머리 위로 원을 그리며 들어 올린다.
- 호흡을 들이마시며 양손을 다시 내리며 시작 자세로 돌아온다.
- 5~10회 반복해서 실시한다.

Tip - 한쪽 발로 서서 코어의 안정화 및 골반의 균형을 잡으면서 실시한다.

런지 오트 & 트위스트 Lunging haut with twist

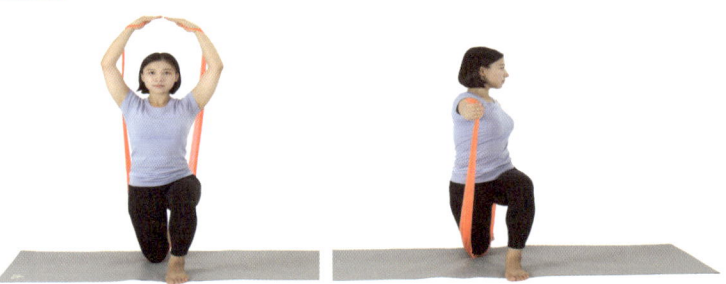

- 밴드를 한쪽 무릎 아래 놓고 밴드를 머리 위로 잡고 시작 자세를 취한다.
- 호흡을 내쉬며 양손을 구부리고 있는 다리 쪽으로 내리면서 회전한다.
- 호흡을 들이마시며 양손을 다시 들어 올리며 시작 자세로 돌아온다.
- 좌/우 번갈아 가면서 5~10회 반복해서 실시한다.

Tip - 양손으로 공을 안고 있다고 생각하며 실시한다.

런지 체스트 익스펜션 Lunge chest expansion

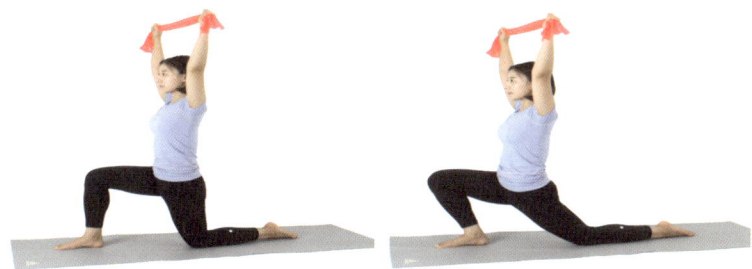

- 밴드를 벌려서 머리 위로 잡고 런지 자세로 시작 자세를 취한다.
- 호흡을 내쉬며 팔을 벌리면서 골반을 앞으로 내민다.
- 호흡을 들이마시며 시작 자세로 돌아와 5~10회 반복해서 실시한다.

Tip - 팔을 벌려 가슴근육을 늘리고, 골반을 밀어 장요근을 늘리며 실시한다.

런지 로테이션 Lunging rotation

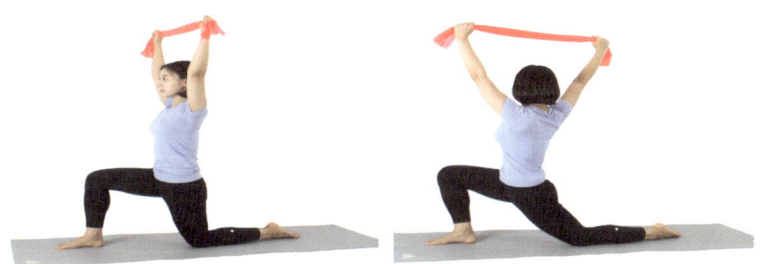

- 밴드를 벌려서 머리 위로 잡고 런지 자세로 시작 자세를 취한다.
- 호흡을 내쉬며 팔을 벌리면서 상체를 앞쪽 무릎 방향으로 회전한다.
- 호흡을 들이마시며 시작 자세로 돌아와 5~10회 반복해서 실시한 후 반대쪽을 실시한다.

Tip - 복사근과 장요근이 늘어나도록 상체를 최대한 회전하며 실시한다.

런지 사이드 밴드 Lunging side bend

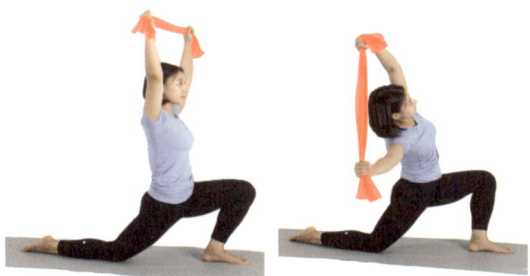

- 밴드를 벌려서 머리 위로 잡고 런지 자세에서 시작 자세를 취한다.
- 호흡을 내쉬며 골반을 앞으로 내밀고, 상체를 한쪽으로 기울인다.
- 호흡을 들이마시며 시작 자세로 돌아온다.
- 5~10회 반복해서 실시하고, 다리를 바꿔서 실시한다.

Tip - 골반의 정렬을 유지하며 측면의 근육을 최대한 늘리며 실시한다.

런지 스와카데 Lung Swackadee

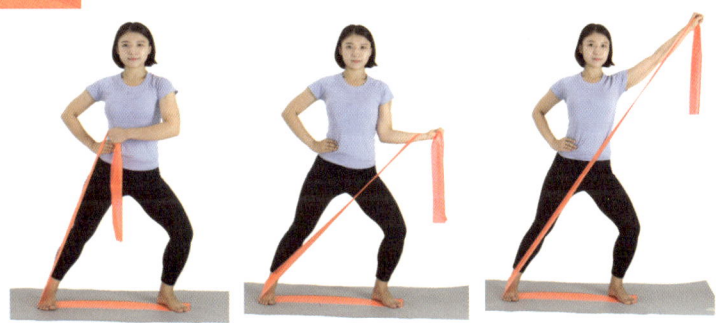

- 런지 자세에서 밴드를 밟고 반대편 손으로 밴드를 잡고 시작 자세를 취한다.
- 호흡을 내쉬며 팔꿈치를 몸 옆에 붙이고, 팔을 외회전 시킨다.
- 호흡을 들이마시며 팔을 사선으로 뻗어다가 시작 자세로 돌아온다.
- 5~10회 반복해서 실시한 후 반대쪽을 실시한다.

Tip - 팔을 끝까지 내밀어 가슴의 확장과 견갑골의 움직임을 인지하며 실시한다.

페인팅 언더 더 스테일스 Painting under the stairs

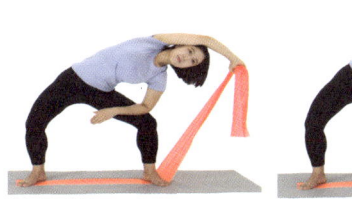

- 한쪽 발에 밴드를 밟고, 한쪽 팔꿈치로 무릎을 지지한다.
- 기울인 머리 위로 밴드를 잡고 사이드 런지 자세에서 시작 자세를 취한다.
- 호흡을 내쉬며 팔꿈치를 펴면서 귀와 멀리 움직인다.
- 호흡을 들이마시며 시작 자세로 돌아와 5~10회 반복해서 실시하고 반대쪽을 실시한다.

Tip - 목은 이완된 상태를 유지하며, 굽힌 무릎은 내회전 하지 않고, 둘째 발가락 위에 위치한다.

페인팅 언더 더 스테일스 Painting under the stairs

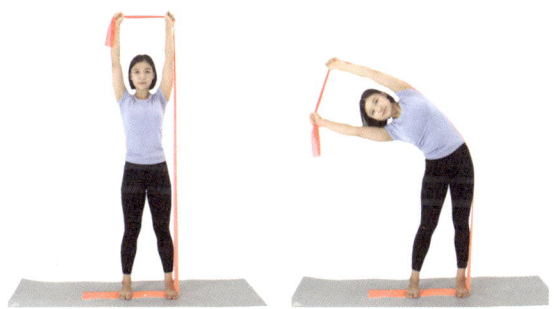

- 밴드의 한 쪽을 양쪽 발로 밟아 고정하고 머리 위로 잡고 시작 자세를 취한다.
- 호흡을 들이마시며 밴드의 반대 끝을 양손으로 잡고 머리 위로 들어 올린다.
- 호흡을 내쉬며 밴드를 잡고 있는 손과 상체를 옆으로 기울여 스트레칭한다.
- 호흡을 들이마시며 시작 자세로 돌아와 5~10회 반복하고 반대쪽을 실시한다.

Tip - 척추와 광배근을 최대한 늘려주면서 실시한다.

사이드 라잉 싱글 레그 리프트 Side lying single leg lift

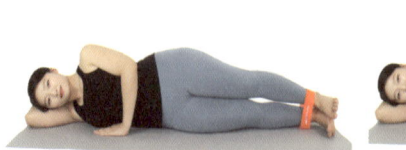
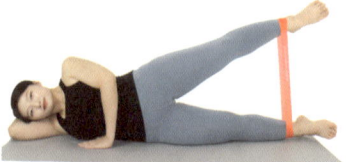

- 발목에 루프 밴드를 걸고 옆으로 누워 다리를 몸과 일직선이 되도록 뻗어 준다.
- 호흡을 내쉬며 위에 다리를 길게 뻗어 위로 들어 올린다.
- 호흡을 들이마시며 시작 자세로 돌아온다.
- 5~10회 반복해서 실시하고 반대쪽 다리를 실시한다.

Tip - 지지하고 있는 손으로 바닥을 누르며, 다리를 들어 올린다.

사이드 라잉 싱글 레그 니 리프트 Side lying single leg knee lift

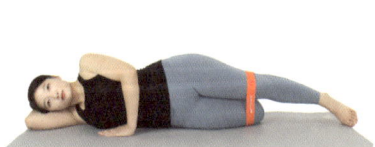
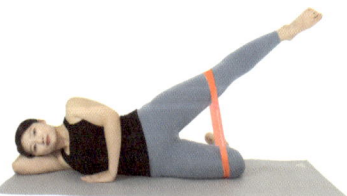

- 옆으로 누워 무릎을 굽혀주고 위에 다리를 몸과 일직선이 되도록 뻗어 준다.
- 호흡을 내쉬며 위에 다리를 길게 뻗어 위로 들어 올린다.
- 호흡을 들이마시며 시작 자세로 돌아온다.
- 5~10회 반복해서 실시하고 반대쪽 다리를 실시한다.

Tip - 다리를 그냥 위로 향해 올리기 보다 먼 쪽으로 보낸다는 느낌으로 뻗어 준다.

리버스 클램쉘 Reverse clamshells

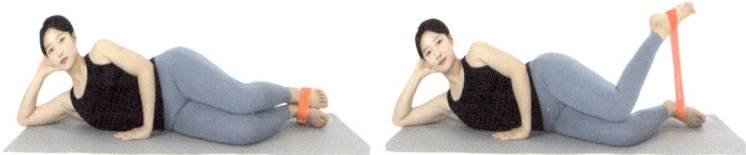

- 루프 밴드를 발의 아치에 걸고 무릎을 구부린 채로 옆으로 눕는다.
- 호흡을 내쉬며 무릎을 붙인 상태에서 한 쪽 발만 들어 올린다.
- 호흡을 들이마시며 시작 자세로 돌아온다.
- 5~10회 반복해서 실시하고 반대쪽 다리를 실시한다.

Tip - 양반동을 사용하지 않아야 하며, 소둔근, 중둔근을 강화해 준다.

리버스 클램쉘 엘리베이티드 Reverse clamshells elevated

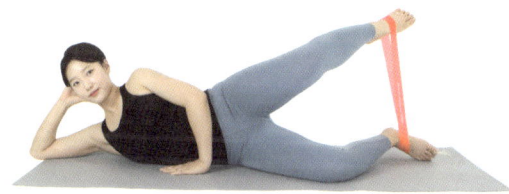

- 루프 밴드를 발의 아치에 걸고 무릎을 구부린 채로 옆으로 눕는다.
- 위의 다리를 15cm 정도 들어 올리고, 시작 자세를 취한다.
- 호흡을 내쉬며 무릎 사이 거리를 유지한 상태에서 한쪽 발만 들어 올린다.
- 호흡을 들이마시며 시작 자세로 돌아온다.
- 5~10회 반복해서 실시하고 반대쪽 다리를 실시한다.

Tip - 동작의 가동범위를 더 높여 주어 중둔근 전방 섬유 강화에 효과적이다.

클램쉘 Clamshells

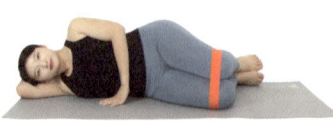
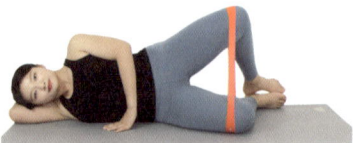

- 루프 밴드를 무릎에 걸고 무릎을 구부린 채로 옆으로 눕는다.
- 호흡을 내쉬며 양 발을 붙인 상태에서 한쪽 무릎만 들어 올린다.
- 호흡을 들이마시며 시작 자세로 돌아온다.
- 5~10회 반복해서 실시하고 반대쪽 다리를 실시한다.

Tip - 다리를 움직일 때 골반이 뒤쪽으로 무너지지 않아야 합니다.

리버스 클램쉘 엘리베이티드 Reverse Clamshells elevated

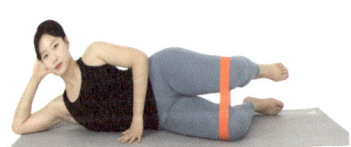
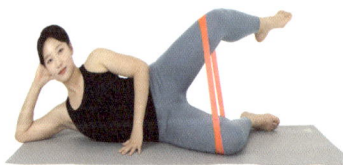

- 루프 밴드를 무릎에 걸고 무릎을 구부린 채로 옆으로 눕는다.
- 위의 다리를 15cm 정도 들어 올리고, 시작 자세를 취한다.
- 호흡을 내쉬며 발 사이 거리를 유지한 상태에서 한쪽 무릎만 들어 올린다.
- 호흡을 들이마시며 시작 자세로 돌아온다.
- 5~10회 반복해서 실시하고 반대쪽 다리를 실시한다.

Tip - 무릎을 움직일 때 반동을 사용하지 않아야 한다.

클램쉘 힙 익스텐션 Clamshells hip extension

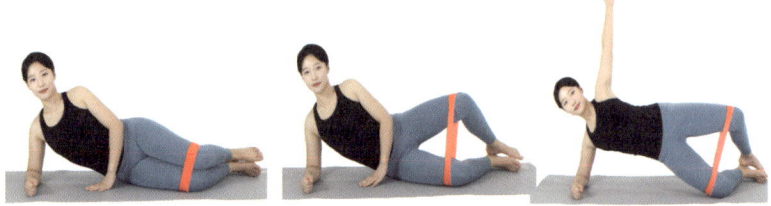

- 루프 밴드를 무릎에 걸고 무릎과 팔꿈치를 구부린 채로 옆으로 눕는다.
- 호흡을 내쉬며 양 발을 붙인 상태에서 한쪽 무릎만 들어 올린다.
- 호흡을 들이마시며 바닥에서 골반을 들어 올린다.
- 호흡을 내쉬며 팔을 들어 올리며 엉덩이를 앞으로 밀어 낸다.
- 호흡을 들이마시며 시작 자세로 돌아와 5~10회 반복하고 반대쪽을 실시한다.

Tip - 동작을 실시하는 동안 반동을 사용하지 않고, 흔들리지 않도록 주의한다.

사이드 플랭크 힙 어브덕션 Side plank with hip bduction

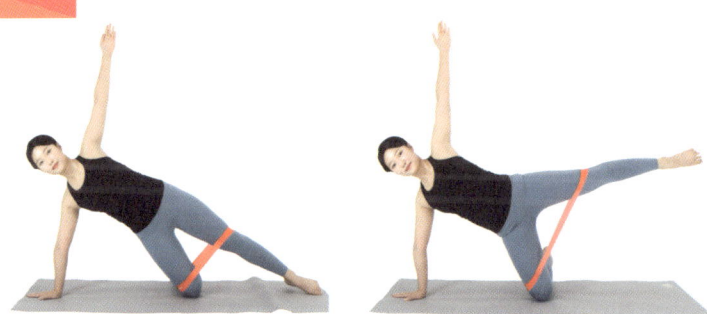

- 루프 밴드를 무릎에 걸고 팔을 펴고 무릎을 구부린 채로 옆으로 눕는다.
- 호흡을 내쉬며 팔을 뻗고 펴고 있는 위에 다리를 들어 올린다.
- 호흡을 들이마시며 시작 자세로 돌아온다.
- 5~10회 반복해서 실시하고 반대쪽 다리를 실시한다.

Tip - 척추와 골반의 정렬을 유지하고 몸통이 흔들리지 않도록 주의한다.

힙 리프트 Hip lift

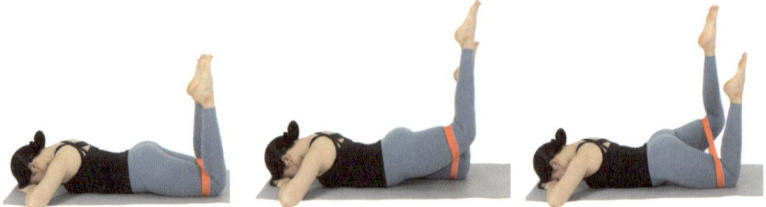

- 루프 밴드를 무릎 위에 걸고 다리를 접고 엎드려서 시작 자세를 취한다.
- 호흡을 내쉬며 한쪽 다리를 위로 들어 올린다.
- 호흡을 들이마시며 시작 자세로 돌아와서 반대쪽을 실시한다.
- 5~10회 반복해서 실시한다.

Tip - 양손을 이마 앞에 놓고 바닥을 누르면서 실시한다.

더블 레그 업 / 다운 Double leg up / down

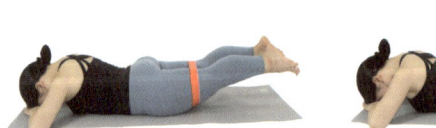 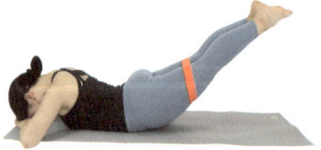

- 루프 밴드를 무릎 위에 걸고 다리 뻗어 엎드려서 시작 자세를 취한다.
- 호흡을 내쉬며 다리를 벌리면서 위로 들어 올린다.
- 호흡을 들이마시며 시작 자세로 돌아온다.
- 5~10회 반복해서 실시한다.

Tip - 발끝을 펴고 달리면서 이마 앞에 손으로 바닥을 누르면서 실시한다.

더블 레그 인 / 아웃 Double leg in / out

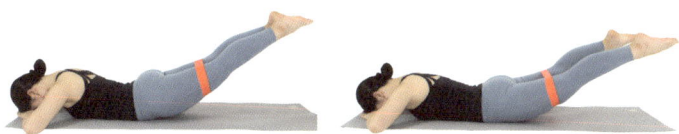

- 루프 밴드를 무릎 위에 걸고 다리를 벌리고 들고 시작 자세를 취한다.
- 호흡을 내쉬며 5~10회 다리를 벌렸다가 모은다.
- 호흡을 들이마시며 시작 자세로 돌아온다.
- 5~10회 반복해서 실시한다.

Tip - 다리를 들고 있는 상태에서 최대한 다리를 옆으로 벌렸다가 모아야 한다.

햄스트링 컬 Hamstring Curl

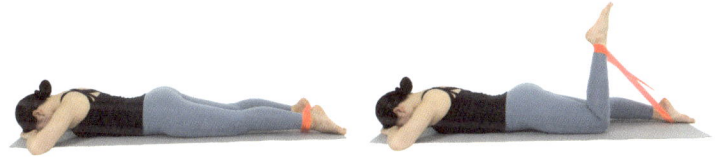

- 루프 밴드를 발목에 걸고 엎드려 시작 자세를 취한다.
- 호흡을 내쉬며 한쪽 발목의 밴드를 잡아당기며 무릎을 접는다.
- 호흡을 들이마시며 시작 자세로 돌아와 반대쪽 다리를 실시한다.
- 5~10회 반복해서 실시한다.

Tip - 양손을 이마 앞에 바닥을 누르면서 반대쪽 다리는 바닥을 누르며 실시한다.

브릿지 Bridge

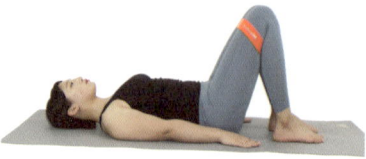

- 루프 밴드를 무릎 위쪽으로 걸고 무릎을 구부리고 시작 자세를 취한다.
- 호흡을 내쉬며 엉덩이를 들어 올리며 허벅지를 양옆으로 벌린다.
- 호흡을 들이마시며 시작 자세로 돌아온다.
- 5~10회 반복해서 실시한다.

Tip - 양손으로 바닥을 누르며 들어 올리는 것이 더 효과적이다.

브릿지 워킹 Bridge walking

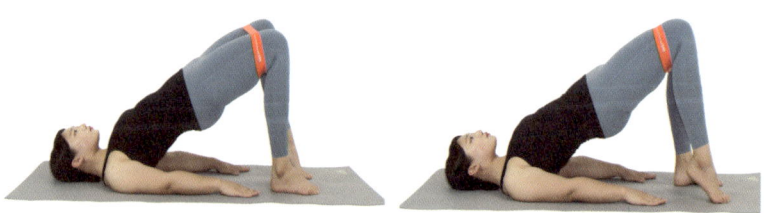

- 루프 밴드를 무릎 위쪽으로 걸고 무릎을 구부리고 시작 자세를 취한다.
- 호흡을 내쉬며 엉덩이를 들어 올리며 한발, 한 발 걷듯이 앞으로 움직인다.
- 호흡을 들이마시며 한 발, 한 발 시작 위치로 돌아온 후 엉덩이를 내린다.
- 5~10회 반복해서 실시한다.

Tip - 양손으로 바닥을 누르며 들어 올리는 것이 더 효과적이다.

브릿지 클램 Bridge Clam

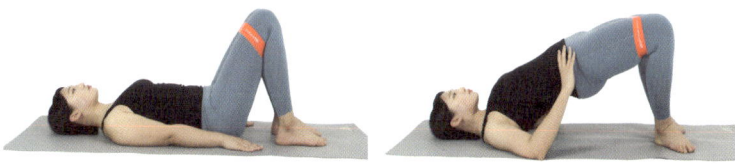

- 루프 밴드를 무릎 위쪽으로 걸고 무릎을 구부리고 시작 자세를 취한다.
- 호흡을 내쉬며 엉덩이를 들어 올리며 허벅지를 양옆으로 벌린다.
- 호흡을 들이마시며 시작 자세로 돌아온다.
- 5~10회 반복해서 실시한다.

Tip - 양발을 모으고 엉덩이를 들어 올릴 때 무릎을 최대한 벌린다.

크런치 니 업 Crunch knee up

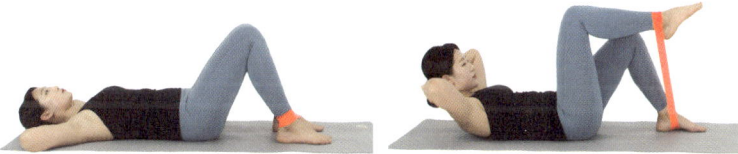

- 루프 밴드를 발목에 걸고 무릎을 접어 바닥에 누워 시작 자세를 취한다.
- 호흡을 내쉬며 한쪽 무릎을 들어 올리며 상체를 들어 올린다.
- 호흡을 들이마시며 시작 자세로 돌아와 반대쪽을 실시한다.
- 5~10회 반복해서 실시한다.

Tip - 밴드를 발 아치에 걸고 실시하면 더 효과적이다.

라잉 레그 레이즈 Lying leg raise

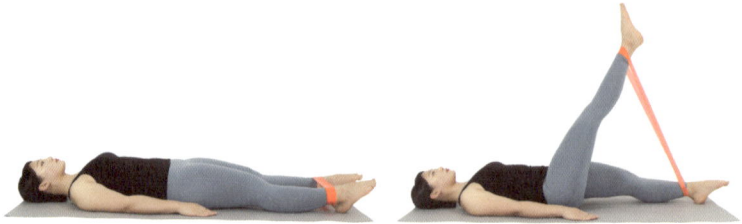

- 루프 밴드를 발목에 걸고 다리를 펴고 바닥에 누워 시작 자세를 취한다.
- 호흡을 내쉬며 한쪽 다리를 들어 올리며 반대쪽 다리는 바닥을 누른다.
- 호흡을 들이마시며 시작 자세로 돌아와 반대쪽을 실시한다.
- 5~10회 반복해서 실시한다.

Tip - 양손을 바닥을 누르며 코어를 활성화하며 반동 없이 실시한다.

크로스 업 / 다운 Cross up / down

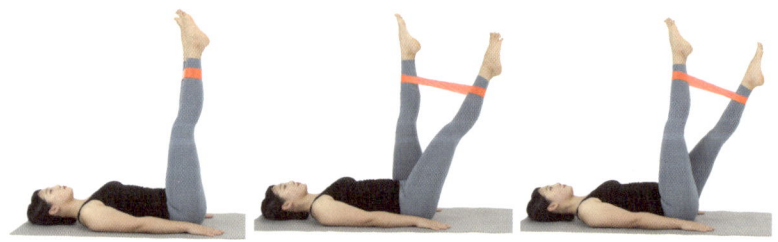

- 루프 밴드를 무릎 아래 다리를 수직으로 뻗어 올려 누워 시작 자세를 취한다.
- 호흡을 내쉬며 양발을 위, 아래로 교차하며 올리다 내린다.
- 호흡을 들이마시며 시작 자세로 돌아온다.
- 5~10회 반복해서 실시한다.

Tip - 다리를 내리는 각도와 교차하는 거리로 난이도를 조절할 수 있다.

크로스 업 / 다운 Cross up / down

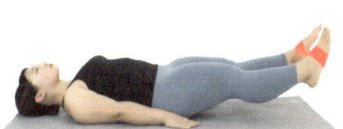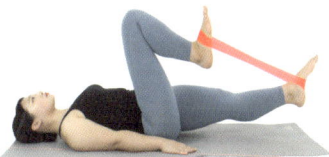

- 루프 밴드를 발에 걸고 다리를 펴고 바닥에 누워 시작 자세를 취한다.
- 호흡을 내쉬며 한쪽 무릎을 당기며 반대쪽을 다리는 들어 올린다.
- 호흡을 들이마시며 시작 자세로 돌아와 반대쪽을 실시한다.
- 5~10회 반복해서 실시한다.

Tip - 양손을 바닥을 누르며 코어를 활성화하며 반동 없이 실시한다.

바이시클 Bicycle

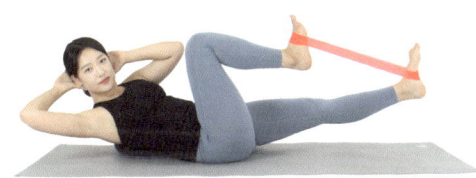

- 루프 밴드를 발에 걸고 다리를 펴고 바닥에 누워 시작 자세를 취한다.
- 호흡을 내쉬며 한쪽 무릎을 당기며 대각선 팔꿈치를 터치 한다.
- 호흡을 들이마시며 시작 자세로 돌아와 반대쪽을 실시한다.
- 5~10회 반복해서 실시한다.

Tip - 자전거를 타듯이 팔과 다리를 교차하며 실시한다.

더블 레그 스트레치 Double leg stretch

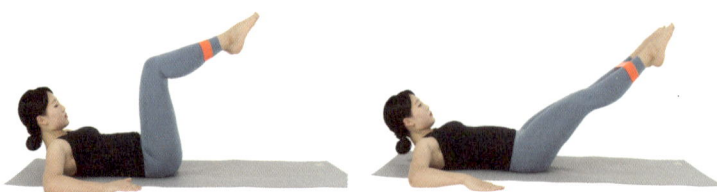

- 루프 밴드를 무릎 아래 걸고 무릎을 접고 바닥에 누워 시작 자세를 취한다.
- 호흡을 내쉬며 양손으로 바닥을 짚으며 다리를 벌리며 아래로 뻗어 준다.
- 호흡을 들이마시며 시작 자세로 돌아온다.
- 5~10회 반복해서 실시한다.

Tip - 고개를 들고 복부에 힘을 준 상태에서 반동 없이 실시한다.

더티 독 Dirty dog

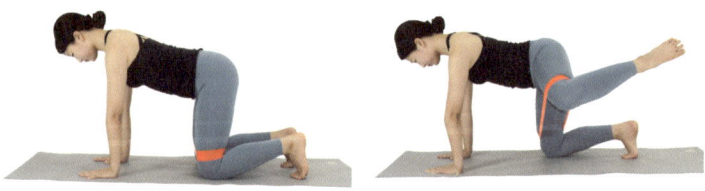

- 손을 바닥을 짚고 밴드를 무릎에 걸고 시작 자세를 취한다.
- 호흡을 내쉬며 밴드를 걸고 있는 다리의 무릎은 옆으로 들어 올린다.
- 호흡을 들이마시며 시작 자세로 돌아와 반대쪽을 실시한다.
- 5~10회 반복해서 실시한다.

Tip - 응용 동작으로 양쪽 무릎을 바닥에서 떼고 시작하면 난이도를 높일 수 있다.

도그 킥 Dog kick

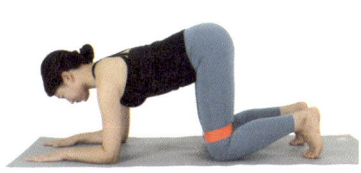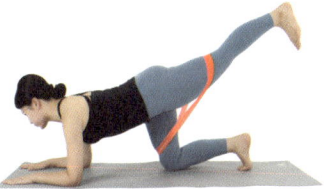

- 팔꿈치를 바닥에 대고 밴드를 무릎에 걸고 시작 자세를 취한다.
- 호흡을 내쉬며 밴드를 걸고 있는 다리를 뒤쪽으로 무릎을 펴며 뻗는다.
- 호흡을 들이마시며 시작 자세로 돌아온다.
- 5~10회 반복해서 실시한다.

Tip - 어깨를 이완하고 내린 상태를 유지하고 복부를 수축한 상태에서 실시한다.

덩키 킥 Donkey kick

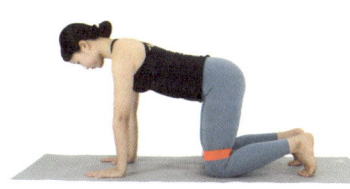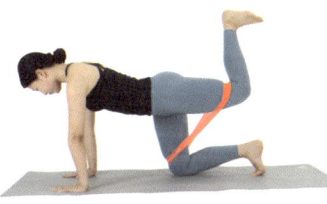

- 손을 바닥을 짚고 밴드를 무릎에 걸고 시작 자세를 취한다.
- 호흡을 내쉬며 밴드를 걸고 있는 다리를 무릎은 접어 위로 들어 올린다.
- 호흡을 들이마시며 시작 자세로 돌아와 반대쪽을 실시한다.
- 5~10회 반복해서 실시한다.

Tip - 복부를 수축하고 골반의 정렬은 유지한 상태에서 둔근을 수축한다.

플랭크 레그 레이즈 plank leg raise

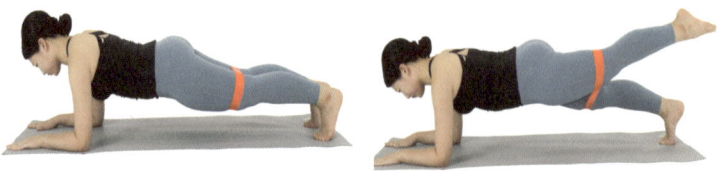

- 팔꿈치를 바닥에 대고 밴드를 무릎에 걸고 엎드려 시작 자세를 취한다.
- 호흡을 내쉬며 밴드를 걸고 있는 한쪽 다리를 뒤쪽으로 들어 올린다.
- 호흡을 들이마시며 시작 자세로 돌아온 후 반대쪽을 실시한다.
- 5~10회 반복해서 실시한다.

Tip - 골반의 정렬을 유지하며 다리가 밖으로 돌아가지 않도록 실시한다.

숄더 플랭크 레그 레이즈 Shoulder plank leg raise

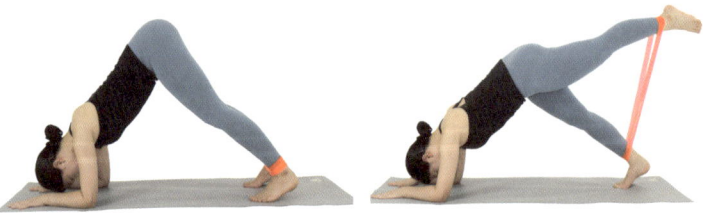

- 팔꿈치를 바닥에 대고 밴드를 발목에 걸고 엉덩이를 들고 시작 자세를 취한다.
- 호흡을 내쉬며 밴드를 걸고 있는 한쪽 다리를 뒤쪽으로 들어 올린다.
- 호흡을 들이마시며 시작 자세로 돌아온 후 반대쪽을 실시한다.
- 5~10회 반복해서 실시한다.

Tip - Tip - 팔꿈치와 엉덩이가 일직선이 되도록 유지하며 실시한다.

크롤링 암 인 아웃 Crawling arm in out

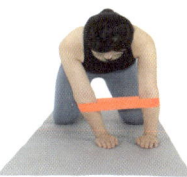 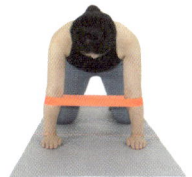 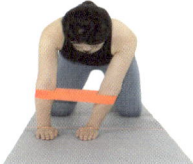

- 팔꿈치 아래에 밴드를 걸고 손을 짚고 시작 자세를 취한다.
- 호흡을 내쉬며 한쪽 손을 움직여 양손을 모은다.
- 호흡을 들이마시며 시작 자세로 돌아와 반대쪽을 실시한다.
- 5~10회 반복해서 실시한다.

Tip - 골반의 균형을 유지하며 난이도를 높이려면 무릎을 살짝 들고 실시한다.

프레스 업 레터럴 워크 Press up lateral walk

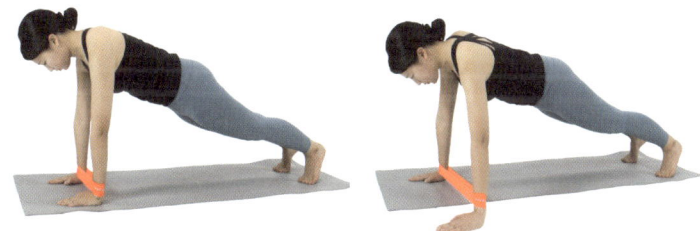

- 손목에 밴드를 걸고 손을 짚고 푸시업 자세로 시작 자세를 취한다.
- 호흡을 내쉬며 한쪽 손과 발을 움직여 측면으로 이동한다.
- 5~10회 움직인 후 반대쪽 방향으로 실시한다.

Tip - 척추와 골반을 일직선으로 유지한 상태에서 실시한다.

크롤 암 인 아웃 Crawl arm in out

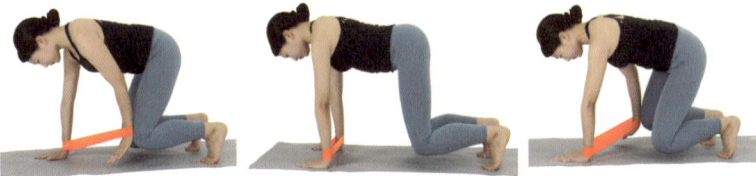

- 팔꿈치 아래에 밴드를 걸고 손을 짚고 시작 자세를 취한다.
- 호흡을 내쉬며 한 손씩 앞으로 움직이며 기어간다.
- 호흡을 들이마시며 시작 자세로 돌아온다.
- 5~10회 반복해서 실시한다.

Tip - 처음에는 손만을 이용해서 실시하고, 익숙해지면 앞으로 기어간다.

사이드 엘보 플랭크 레이즈 Side elbow plank raise

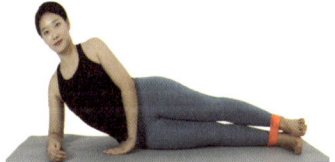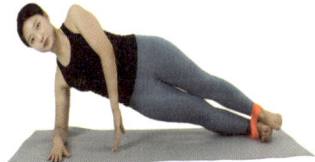

- 밴드를 발목에 걸고 팔꿈치를 바닥에 대고 옆으로 누워 시작 자세를 취한다.
- 호흡을 내쉬며 골반을 들어 올린 상태에서 위쪽 팔과 다리를 들어 올린다.
- 호흡을 들이마시며 들어 올린 다리를 내리며 시작 자세로 돌아온다.
- 5~10회 반복해서 실시한 후 반대쪽을 실시한다.

Tip - 복부를 수축하며 몸이 앞뒤로 흔들리지 않도록 주의하며 실시한다.

사이드 플랭크 레그 프론트 백 Side plank leg front back

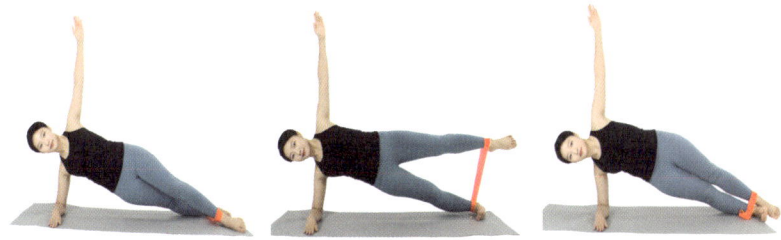

- 밴드를 발목에 걸고 팔꿈치를 바닥에 대고 옆으로 누워 시작 자세를 취한다.
- 호흡을 내쉬며 위에 있는 다리를 앞으로 왔다가 뒤로 이동한다.
- 5~10회 반복해서 실시한 후 호흡을 들이마시며 시작 자세로 돌아간다.
- 한쪽이 끝나면 반대쪽을 실시하며, 1~3세트 반복한다.

Tip - 복부를 수축하며 몸이 앞뒤로 흔들리지 않도록 주의하며 실시한다.

사이드 플랭크 니 업 & 레그 레이즈 Side plank knee up leg raise

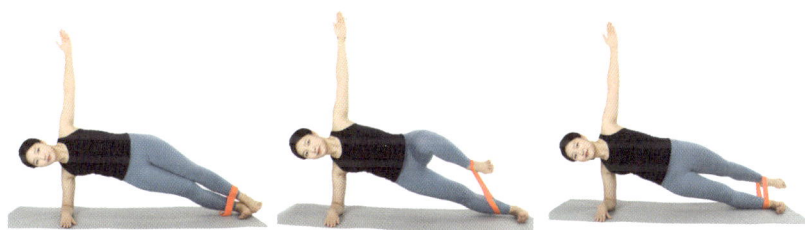

- 밴드를 발목에 걸고 팔꿈치를 바닥에 대고 옆으로 누워 시작 자세를 취한다.
- 호흡을 내쉬며 위쪽 다리를 들어 올려 무릎을 가슴 쪽으로 당긴다.
- 호흡을 들이마시며 들어 올린 다리를 내리며 몸 뒤로 뻗는다.
- 5~10회 반복해서 실시한 후 한쪽이 끝나면 반대쪽을 실시한다.

Tip - 다리를 움직이는 동안 몸의 중심이 깨지지 않도록 주의하며 실시한다.

넥 익스텐션 Neck extension

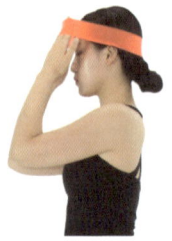 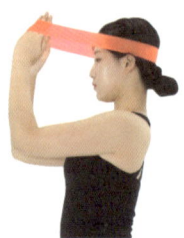

- 밴드를 머리 뒤쪽과 양손에 걸고 서서 시작 자세를 취한다.
- 호흡을 내쉬며 머리를 고정하고 밴드의 저항을 느끼며 손을 앞으로 내민다.
- 호흡을 들이마시며 시작 자세로 돌아온다.
- 5~10회 반복해서 실시한다.

Tip - 턱을 당기며 지긋이 잡아당기면서 목 후면의 근육을 강화해야 한다.

익스터널 로테이션 External rotation

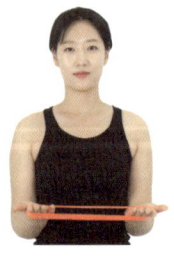 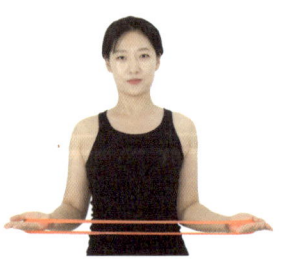

- 양팔을 90도 구부리고 밴드를 끼고 팔꿈치를 고정하고 시작 자세를 취한다.
- 팔꿈치를 고정하고 양 팔을 바깥쪽으로 벌리면 운동을 한다.
- 외회전근을 양쪽을 동시에 강화할 수 있는 효과적인 운동방법이다.

Tip - 팔꿈치가 옆구리에서 떨어지지 않게 주의하면서 실시한다.

숄더 슬라이드 Shoulder slide

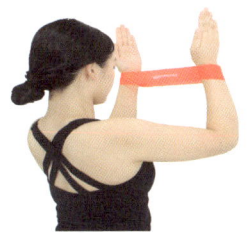 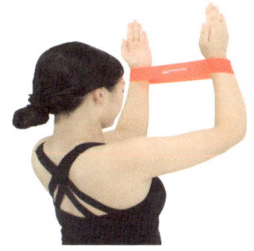

- 밴드를 팔목에 걸고 팔꿈치를 구부려 벽에 대고 서서 시작 자세를 취한다.
- 호흡을 내쉬며 양팔을 팔꿈치를 벌리면서 위쪽으로 밀어 올린다.
- 호흡을 들이마시며 시작 자세로 돌아온다.
- 5~10회 반복해서 3세트 실시한다.

Tip -- 팔꿈치가 벽을 미끄러지듯이 움직이며 상체를 기울이며 실시한다.

크로스 레이즈 Cross raise

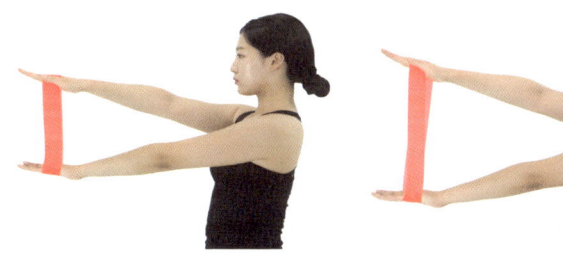

- 밴드를 팔목에 걸고 가슴 앞에 뻗고 서서 시작 자세를 취한다.
- 호흡을 내쉬며 양팔을 위아래로 교차하며 벌려 준다.
- 호흡을 들이마시며 시작 자세로 돌아온다
- 5~10회 반복해서 3세트 실시한다.

Tip - 벌리는 거리 조절을 통해 난이도를 점증적으로 높여 가도록 해야 한다.

로테이트 커프 서클 Rotator cuff circle

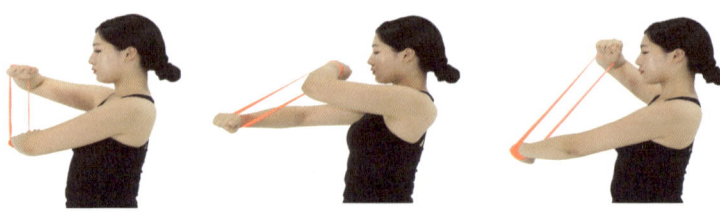

- 밴드를 팔목에 걸고 팔꿈치를 접고 서서 시작 자세를 취한다.
- 호흡을 내쉬며 양팔을 위아래로 원을 그리며 돌린다.
- 호흡을 들이마시며 시작 자세로 돌아온다.
- 5~10회 반복해서 3세트 실시한다.

Tip - 시계방향 또는 반시계 방향으로 원을 점점 크게 그리며 실시한다.

프론트 빽 스탭 Front back step

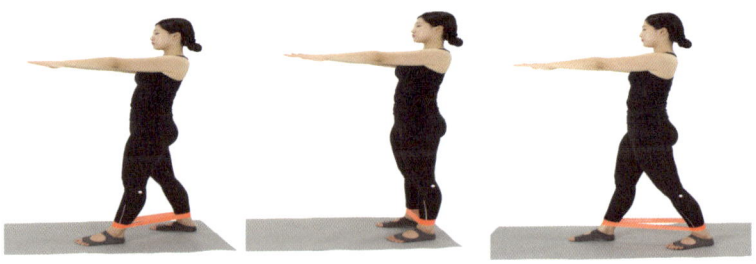

- 밴드를 발목에 걸고 서서 시작 자세를 취한다.
- 호흡을 내쉬며 발을 한쪽씩 앞으로 간다.
- 호흡을 들이마시며 시작 자세로 돌아왔다 뒤로 간다.
- 앞으로 뒤로 번갈아 가면서 5~10회 반복해서 실시한다.

Tip - 루프 밴드를 이용한 가벼운 워밍업에 효과적인 동작이다.

사이드 스탭 Side step

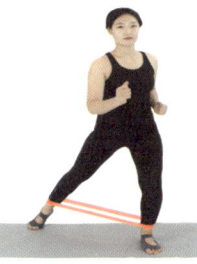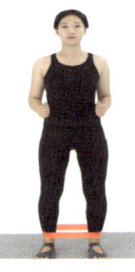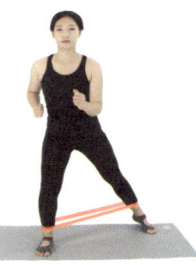

- 밴드를 발목에 걸고 서서 시작 자세를 취한다.
- 호흡을 내쉬며 한쪽 발을 옆으로 뻗는다.
- 호흡을 들이마시며 시작 자세로 돌아왔다 반대쪽 다리를 뻗는다.
- 좌/우 양쪽 방향을 5~10회 반복해서 실시한다.

Tip - 무릎을 살짝 구부린 상태에서 다리만 옆으로 움직인다.

인 사이드 스탭 In side step

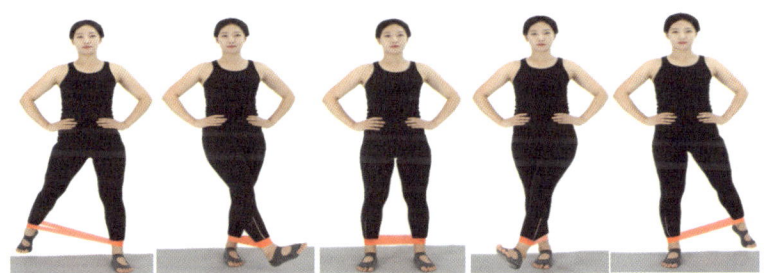

- 밴드를 발목에 걸고 서서 시작 자세를 취한다.
- 호흡을 내쉬며 발을 안쪽 대각선 방향으로 뻗는다.
- 호흡을 들이마시며 시작 자세로 돌아왔다가 반대쪽 다리를 뻗는다.
- 5~10회 반복해서 실시한다.

Tip - 발목을 당긴 상태에서 인사이드 킥을 차듯이 실시한다.

힙 익스텐션 Hip extension

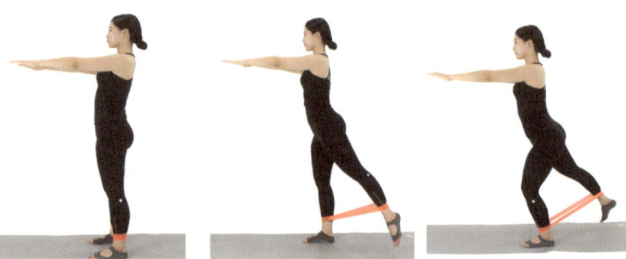

- 밴드를 발목에 걸고 서서 시작 자세를 취한다.
- 호흡을 내쉬며 손을 앞으로 뻗으며 발을 뒤쪽 대각선 방향으로 뻗는다.
- 호흡을 들이마시며 시작 자세로 돌아왔다가 반대쪽 다리를 뻗는다.
- 5~10회 반복해서 실시한다.

Tip - 힙 업에 효과적이며 발목을 당긴 상태에서 실시한다.

턴 Turn

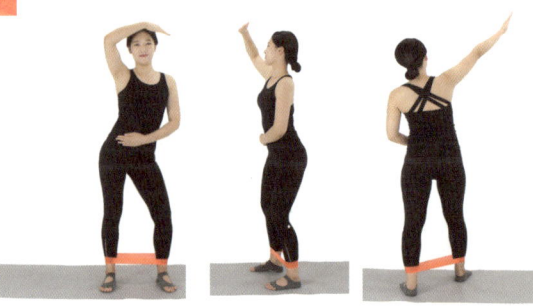

- 밴드를 발목에 걸고 서서 시작 자세를 취한다.
- 호흡을 하면서 손과 다리를 원을 그리며 스텝을 밟는다.
- 3~5회 반복해서 실시 후 반대 손을 들고 반대 방향으로 실시한다.

Tip - 워밍업에 마지막 동작으로 리드미컬하게 실시한다.

니업 Knee up

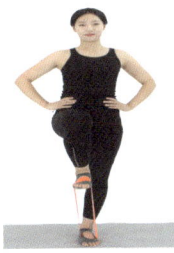 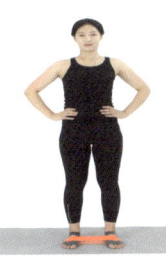 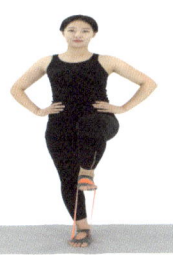

- 밴드를 발에 걸고 서서 시작 자세를 취한다.
- 호흡을 내쉬며 한쪽 무릎을 위로 들어 올린다.
- 호흡을 들이마시며 시작 자세로 돌아왔다 반대쪽을 한다.
- 좌/우 양쪽 방향을 번갈아가면서 5~10회 반복해서 실시한다.

Tip - 복부에 힘을 주고 상체가 앞으로 기울지 않게 실시한다.

스텐딩 햄스트링 컬 Standing hamstring curl

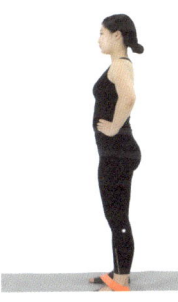 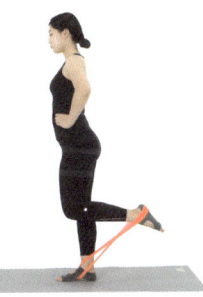

- 밴드를 발목과 발에 걸고 서서 시작 자세를 취한다.
- 호흡을 내쉬며 발목에 밴드를 걸고 있는 무릎을 구부려 들어 올린다.
- 호흡을 들이마시며 시작 자세로 돌아온다.
- 5~10회 반복해서 실시 후 발을 바꿔 반대쪽을 실시한다.

Tip - 골반의 중립을 유지하고 반동 없이 실시한다.

킥 백 Kick back

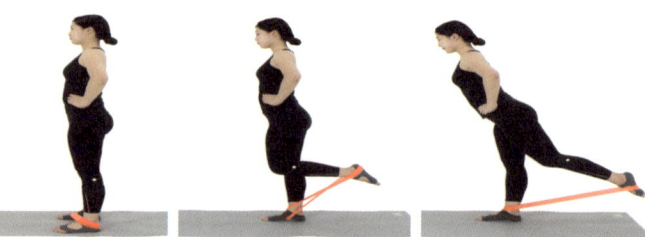

- 밴드를 발목과 발에 걸고 서서 시작 자세를 취한다.
- 호흡을 내쉬며 밴드를 발에 걸고 있는 쪽을 뒤쪽으로 뻗는다.
- 호흡을 들이마시며 시작 자세로 돌아온다.
- 5~10회 반복해서 실시 후 발을 바꿔 반대쪽을 실시한다.

Tip - 상체를 약간 앞으로 기울고 중심을 잡고 실시한다.

에어 스쿼트 Air squat

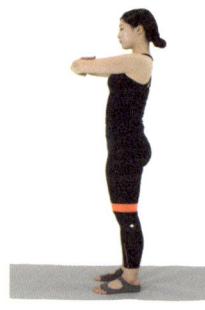 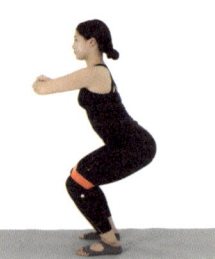

- 밴드를 무릎 위에 걸고 서서 시작 자세를 취한다.
- 호흡을 내쉬며 무릎을 앞으로 내밀면서 스쿼트를 한다.
- 호흡을 들이마시며 시작 자세로 돌아온다.
- 5~10회 반복해서 실시 후 발을 바꿔 반대쪽을 실시한다.

Tip - 상체가 앞으로 기울지 않게 주의하며 실시한다.

스쿼트 점프 Squat jump

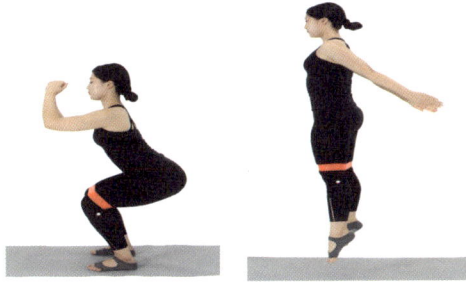

- 밴드를 무릎 위에 걸고 스쿼트 자세에서 시작 자세를 취한다.
- 호흡을 내쉬며 상체를 들어 올리면서 팔과 무릎을 펴면서 점프를 한다.
- 호흡을 들이마시며 착지하면서 시작 자세로 돌아온다.
- 5~10회 반복해서 실시한다.

Tip - 무릎에 부상에 주의하며 무리하게 점프하지 않는다.

스쿼트 사지탈 워크 Squat sagittal walks

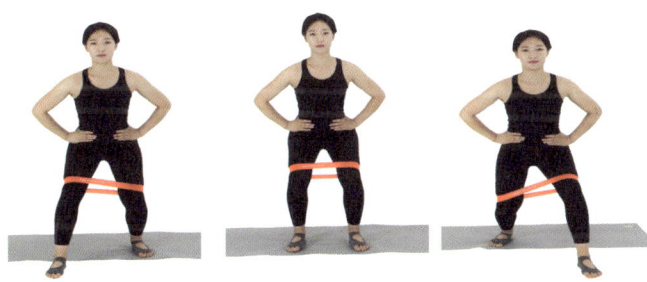

- 밴드를 무릎 위에 걸고 스쿼트 자세에서 시작 자세를 취한다.
- 호흡을 하면서 보폭을 유지하며 한쪽 발씩 앞으로 이동하며 나아간다.
- 5~10회 반복해서 실시 후 반대쪽 방향으로 실시한다.

Tip - 보폭과 무게 중심이 흔들리지 않게 주의하며 실시한다.

레터럴 스탭 Lateral step

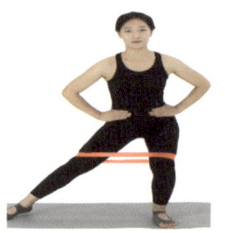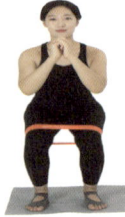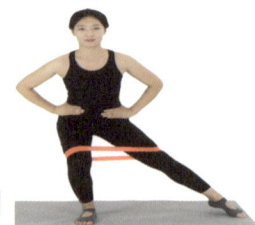

- 밴드를 무릎 위에 걸고 스쿼트 자세에서 시작 자세를 취한다.
- 호흡을 내쉬며 한쪽 발을 옆으로 뻗는다.
- 호흡을 들이마시며 제자리로 돌아와 반대쪽 다리를 실시한다.
- 좌/우 다리를 5~10회 반복해서 실시한다.

Tip - 보폭과 무게 중심이 흔들리지 않게 주의하며 자세를 낮추며 실시한다.

스쿼트 사이드 레그 레이즈 Squat side leg raise

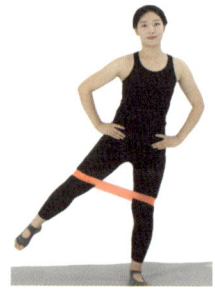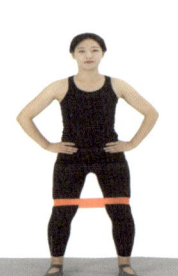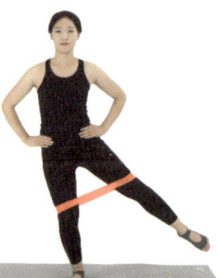

- 밴드를 무릎 위에 걸고 스쿼트 자세에서 시작 자세를 취한다.
- 호흡을 내쉬며 한쪽 무릎을 구부린 채로 옆으로 들어 올린다.
- 호흡을 들이마시며 시작 자세로 돌아와 반대쪽 다리를 실시한다.
- 좌우 다리를 5~10회 반복해서 실시한다.

Tip - 다리를 들어 올리는 동안 최대한 자세를 낮추고 무게 중심을 유지한다.

스쿼트 사이드 스탭 Squat side step

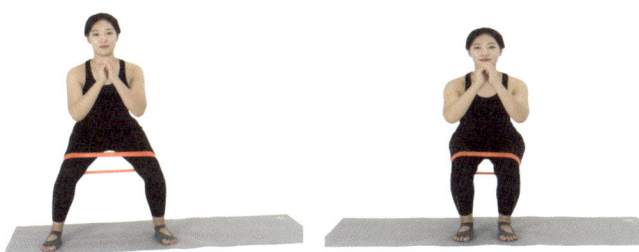

- 밴드를 무릎 위에 걸고 스쿼트 자세에서 시작 자세를 취한다.
- 호흡을 하면서 보폭을 유지하며 한쪽 발씩 옆으로 이동하면서 나아간다.
- 5~10회 반복해서 실시 후 반대쪽 방향으로 실시한다.

Tip - 보폭과 무게 중심이 흔들리지 않게 주의하며 자세를 낮추며 실시한다.

사이드 홉스 Side hops

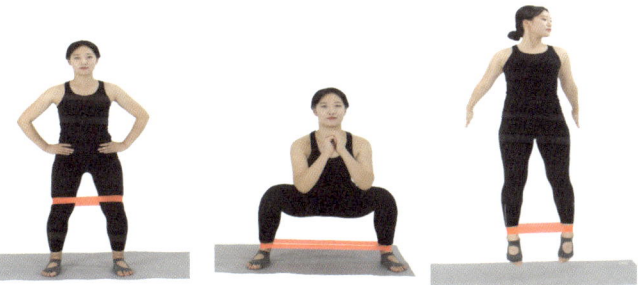

- 밴드를 무릎 위에 걸고 서서 시작 자세를 취한다.
- 호흡을 내쉬며 옆으로 스쿼트 점프를 뛰고 들이마시며 다시 착지한다.
- 한쪽 방향으로 5~10회 반복해서 실시 후 반대쪽 방향으로 실시한다.

Tip - 무릎을 쭉 펴면서 최대한 높이 점프하며 옆으로 이동한다.

스쿼트 킥 백 Squat Kick Back

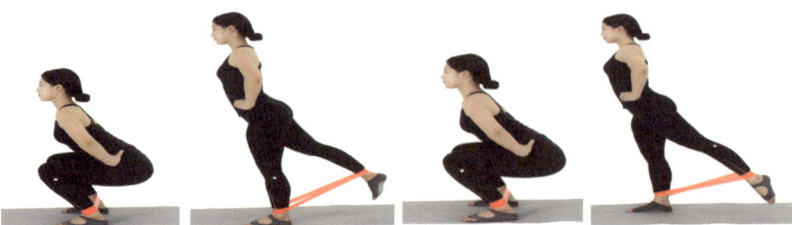

- 밴드를 발목에 걸고 스쿼트 자세에서 시작 자세를 취한다.
- 호흡을 내쉬며 일어나면서 한쪽 다리를 뒤로 뻗는다.
- 호흡을 들이마시며 시작 자세로 돌아 반대쪽 다리를 실시한다.
- 좌우 다리를 5~10회 반복해서 실시한다.

Tip - 다리를 들어 올리는 동안 골반의 균형을 유지하며 둔근을 수축 시킨다.

스쿼트 인사이드 킥 Squat Inside Kick

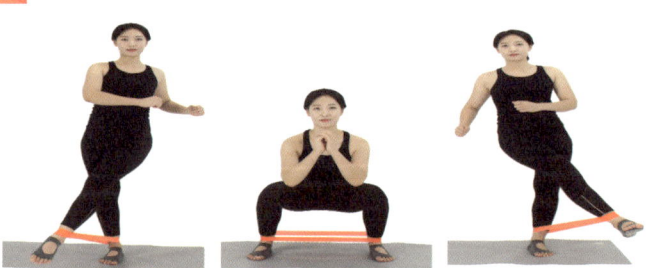

- 밴드를 발목에 걸고 스쿼트 자세에서 시작 자세를 취한다.
- 호흡을 내쉬며 일어나면서 발을 안쪽 대각선 방향으로 뻗는다.
- 호흡을 들이마시며 시작 자세로 돌아왔다가 반대쪽을 실시한다.
- 좌우 다리를 5~10회 반복해서 실시한다.

Tip - 발목을 당긴 상태에서 인사이드 킥을 차듯이 실시한다.

수파인 오버헤드 리치 Supine Overhead Reach

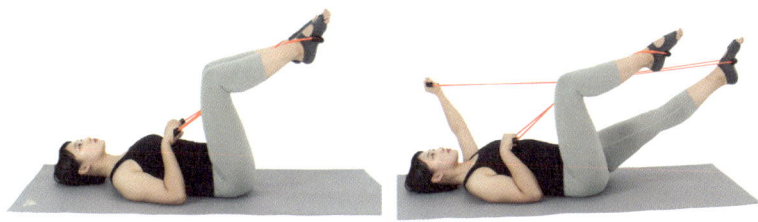

- 밴드를 잡고 양발에 걸고 무릎을 접고 누워서 시작 자세를 취한다.
- 호흡을 내쉬며 한쪽 팔을 귀 옆으로 뻗으며, 대각선 다리를 펴준다.
- 호흡을 들이마시며 뻗었던 팔과 다리를 접으며 시작 자세로 돌아온다.
- 반대쪽 방향을 실시하며 좌/우가 1회 이며 5~10회 반복해서 실시한다.

Tip - 복부와 어깨 근육을 동시에 강화하는데 효과적인 운동 방법이다.

수파인 바이시클 Supine Bicycle

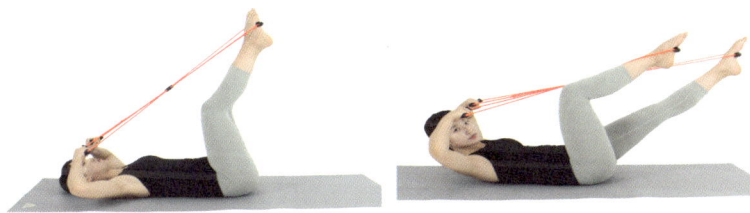

- 밴드를 잡고 양발에 걸고 무릎을 접고 누워서 시작 자세를 취한다.
- 호흡을 내쉬며 한쪽 팔을 귀 옆으로 뻗으며, 대각선 다리를 펴준다.
- 호흡을 들이마시며 뻗었던 팔과 다리를 접으며 시작 자세로 돌아온다.
- 5~10회 반복해서 실시한다.

Tip - 복부와 어깨 근육을 동시에 강화하는데 효과적인 운동 방법이다.

수파인 헌드레드 Supine Hundred

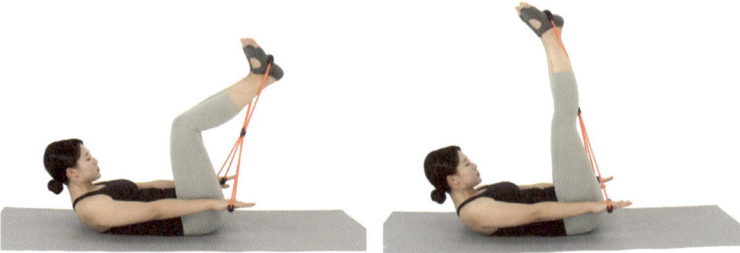

- 밴드를 잡고 양발에 걸고 무릎을 구부린 상태에서 누워서 시작 자세를 취한다.
- 무릎을 펴고, 호흡을 내쉬며 팔을 위아래로 5~10회 움직여 준다.
- 호흡을 들이마시며 뻗었던 다리를 접으며 시작 자세로 돌아온다.
- 세트를 5~10회 반복해서 실시한다.

Tip - 팔과 다리를 최대한 길게 뻗으며 골반의 정렬이 깨지지 않도록 실시한다.

업도미널 암 컬 Abdominal Arm curl

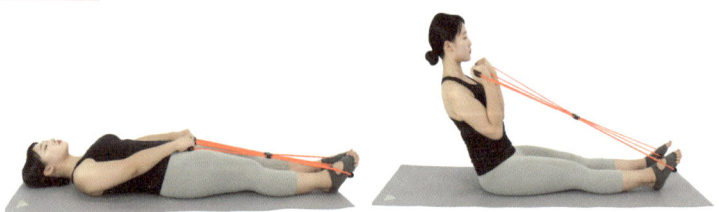

- 다리를 펴고 상체를 뒤로 젖혀 밴드를 잡고 시작 자세를 취한다.
- 호흡을 내쉬며 상체를 들어 올리며 팔을 접는다.
- 호흡을 들이마시며 팔을 펴면서 시작 자세로 돌아온다.
- 5~10회 반복해서 실시한다.

Tip - 팔꿈치를 옆구리에 고정하고, 복근의 긴장을 유지하며 실시한다.

시저 Scissors

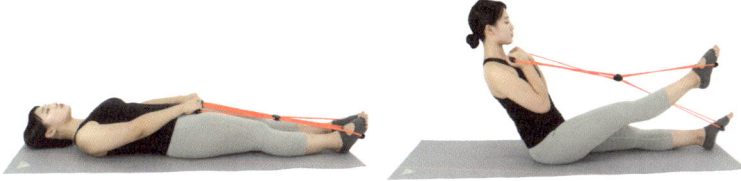

- 호흡을 내쉬며 상체를 들어 올리며 팔을 접으며 한쪽 다리를 들어 올린다.
- 호흡을 들이마시며 팔을 펴면서 다리를 내리며 시작 자세로 돌아온다.
- 호흡을 내쉬며 반대쪽 다리를 들어 올리며 실시한다.
- 5~10회 반복해서 실시한다.

Tip - 골반을 고정한 채로 코어의 안정화를 유지하며 실시한다

와이퍼 Wiper

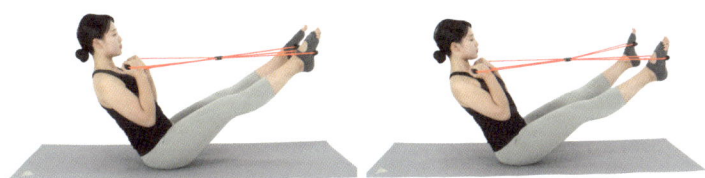

- 밴드를 발에 걸고 양손에 잡고 앉아서 다리를 들어 올리고 시작 자세를 취한다.
- 호흡을 내쉬며 팔을 접으며 상체와 양쪽 다리를 유지하며 벌려 준다.
- 호흡을 들이마시며 팔을 펴면서 다리를 모으며 내리며 시작 자세로 돌아온다.
- 5~10회 반복해서 실시한다.

Tip - 다리는 어깨너비로 벌리며 올라갈 때 벌리고 내려갈 때 모아 주어야 한다.

시팅 오버헤드 리치 Sitting overhead reach

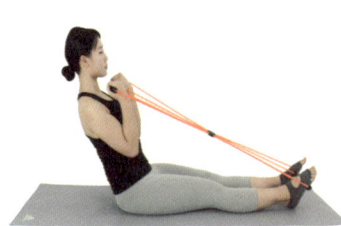 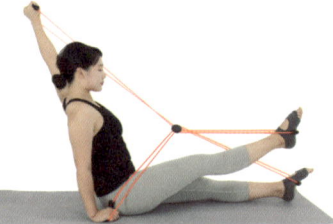

- 밴드를 발에 걸고 양손에 잡고 앉아서 시작 자세를 취한다.
- 호흡을 내쉬며 한쪽 팔과 대각선 다리를 들어 올리며 반대쪽은 내린다.
- 호흡을 들이마시며 시작 자세로 돌아왔다가 반대쪽을 실시한다.
- 5~10회 반복해서 실시한다.

Tip - 팔과 다리를 들어 올리는 동시에 반대쪽은 바닥을 눌러 주며 실시해야 한다.

티저 암 컬 Teaser Arm curl

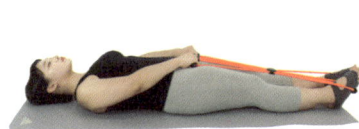 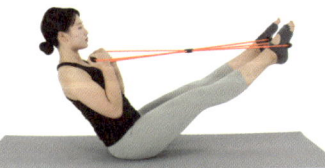

- 밴드를 발에 걸고 양손에 잡고 누워서 시작 자세를 취한다.
- 호흡을 내쉬며 팔을 접으며 상체와 다리를 들어 올린다.
- 호흡을 들이마시며 팔을 펴면서 상체와 다리를 내리며 시작 자세로 돌아온다.
- 5~10회 반복해서 실시한다.

Tip -- 목과 어깨의 과도한 긴장이 되지 않도록 코어를 활성화하며 실시한다.

더블 레그 업 / 다운 Double Leg Up / Down

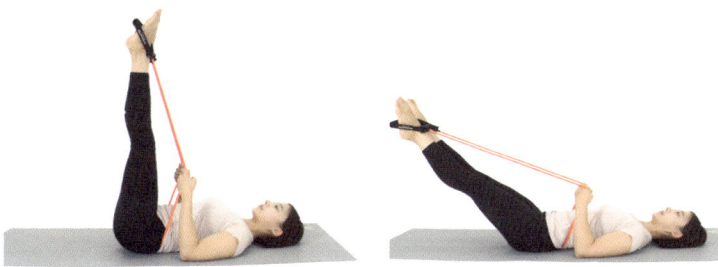

- 양발에 스트랩을 하나씩 감고 누워서 다리를 들고 시작 자세를 취한다.
- 호흡을 내쉬며 복부를 수축하며 두 다리를 멀리 뻗어 아래로 내린다.
- 호흡을 들이마시며 다리를 올리며 5~10회 반복해서 실시한다.

Tip - 다리가 바닥으로 떨어지지 않게 복부의 힘으로 지탱하며 실시한다.

시저 Scissors

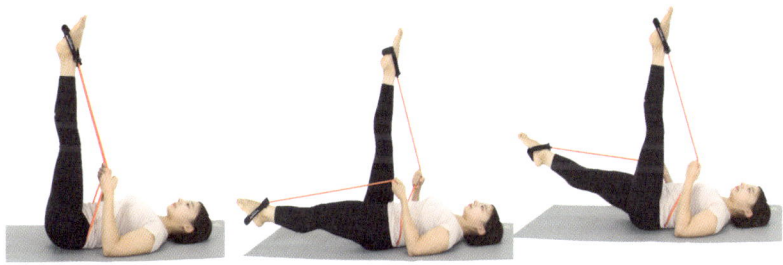

- 발에 밴드를 하나씩 감고 누워서 다리를 들고 시작 자세를 취한다.
- 호흡을 내쉬며 한쪽 다리는 유지하고, 반대쪽 다리는 아래로 내린다.
- 호흡을 들이마시며 다리를 교차하며 실시하며 5~10회 반복해서 실시한다.

Tip - 다리를 움직일 때 골반을 안정되게 유지하며 실시한다.

시팅 체스트 익스펜션 Sitting chest expansion

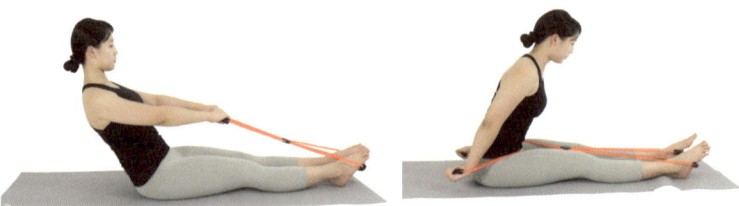

- 밴드를 발에 걸고 양손에 잡고 앉아서 시작 자세를 취한다.
- 호흡을 내쉬며 양손을 사선 방향 뒤로 벌리면서 상체를 숙인다.
- 호흡을 들이마시며 시작 자세로 돌아온다.
- 5~10회 반복해서 실시한다.

Tip - 목과 어깨의 긴장을 풀고 가슴과 상하체 후면이 늘어나게 실시해야 한다.

수퍼맨 Superman

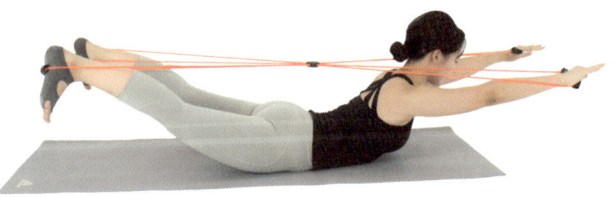

- 양손과 발에 밴드를 걸고 엎드린 자세에서 시작 자세를 취한다.
- 호흡을 내쉬며 팔과 다리를 머리 위로 들어 올린다.
- 호흡을 들이마시며 시작 자세로 돌아온다.
- 5~10회 반복해서 실시한다.

Tip - 팔과 다리를 들어 올릴 때 체를 같이 들어 올리면 난이도를 높일 수 있다.

수퍼맨 암 백 스트로크 Superman arm back Stroke

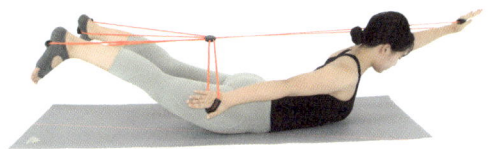

- 양손과 발에 밴드를 걸고 엎드린 자세에서 시작 자세를 취한다.
- 호흡을 내쉬며 팔과 다리를 머리 위로 들어 올린다.
- 호흡을 들이마시고 내쉬며 한쪽 팔을 사선 뒤쪽으로 원을 그리며 벌린다.
- 호흡을 들이마시며 시작 자세로 돌아와 반대쪽 팔을 실시한다.
- 팔은 번갈아 가면서 5~10회 반복해서 실시한다.

Tip - 강도가 너무 높은 경우 다리는 받게 두고 상체만 들어 실시한다.

싱글 레그 리프트 Single Leg Lift

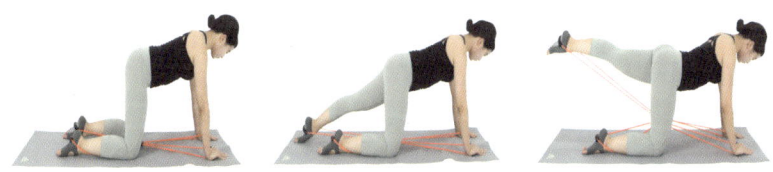

- 한쪽 발에 밴드를 걸고 밴드를 양손으로 잡고 시작 자세를 취한다.
- 호흡을 내쉬며 밴드를 걸고 있는 발끝이 바닥을 미끄러지면서 뒤로 움직인다.
- 호흡을 들이마시고 내쉬며 다리를 들어 올린다.
- 호흡을 들이마시며 시작 자세로 돌아온다.
- 각 다리를 5~10회 반복해서 실시한다.

Tip - 몸의 흔들림을 최소화하고 허리가 과하게 꺾이지 않도록 실시한다.

암 리치 Arm reach

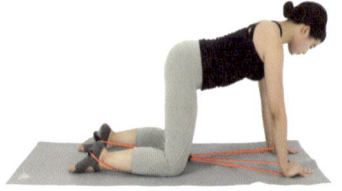 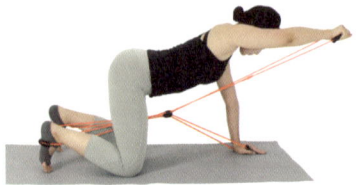

- 양손을 바닥에 놓고, 무릎을 구부리고 시작 자세를 취한다.
- 호흡을 내쉬며 한쪽 손을 앞으로 내민다.
- 호흡을 들이마시며 시작 자세로 돌아 온다.
- 반대쪽 팔을 실시 한다 번갈아 가면서 5~10회 실시한다.

Tip - 응용 동작으로 팔과 다리를 동시에 내밀면서 실시하면 더 효과적이다.

암 리치 서클 Arm reach circle

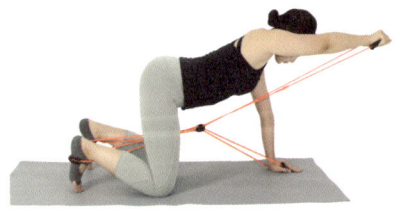 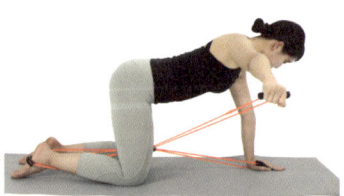

- 발에 밴드를 걸고 양손으로 잡고 시작 자세를 취한다.
- 호흡을 내쉬며 한쪽 팔을 앞으로 뻗는다.
- 호흡을 들이마시며 팔을 반원을 그리며 가슴 옆으로 이동한다.
- 호흡을 내쉬며 역순으로 시작 자세로 돌아가 5~10회 반복해서 실시한다.

Tip - 난이도를 높이고자 한다면 무릎을 살짝 바닥에서 들고 실시한다.

포인터 Pointer

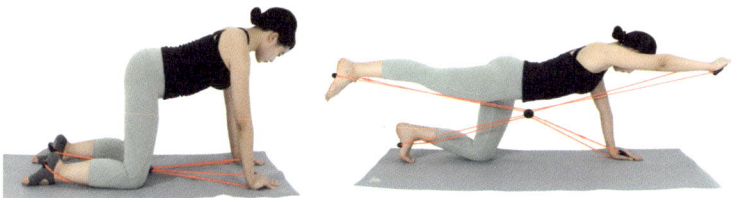

- 발에 밴드를 걸고 양손으로 잡고 시작 자세를 취한다.
- 호흡을 내쉬며 같은 쪽 팔과 다리를 동시에 앞과 뒤로 뻗는다.
- 호흡을 들이마시며 시작 자세로 돌아오고 반대쪽을 실시한다.
- 좌/우 번갈아가며 5~10회 반복해서 실시한다.

Tip - 팔과 다리를 최대한 길게 뻗으며 골반의 정렬이 깨지지 않도록 실시한다.

레그 풀 다운 Leg pull down

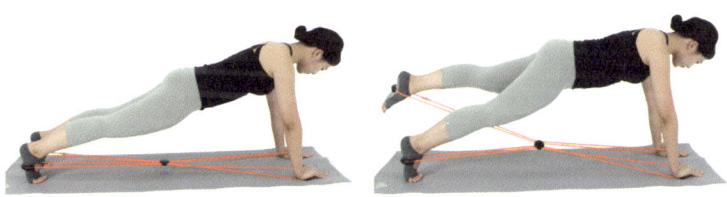

- 밴드를 양쪽 발에 걸고, 양손에 잡고 바닥을 짚어 시작 자세를 취한다.
- 호흡을 내쉬며 한쪽 발을 벌리면서 들어 올린다.
- 호흡을 들이마시며 시작 자세로 돌아와 반대쪽 다리를 실시한다.
- 좌/우 다리를 번갈아가며 5~10회 반복해서 실시한다.

Tip - 골반과 척추의 중립을 유지하며 실시한다.

버드 도그 Bird dog

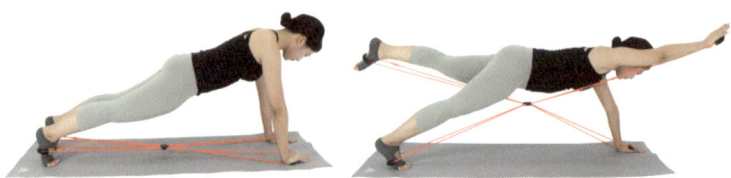

- 발에 밴드를 걸고 양손으로 잡고 시작 자세를 취한다.
- 호흡을 내쉬며 같은 쪽 팔과 다리를 동시에 앞과 뒤로 뻗는다.
- 호흡을 들이마시며 시작 자세로 돌아오고 반대쪽을 실시한다.
- 좌/우 번갈아가며 5~10회 반복해서 실시한다.

Tip - 팔과 다리를 최대한 길게 뻗으며 골반의 정렬이 깨지지 않도록 실시한다.

호흡 Breathing

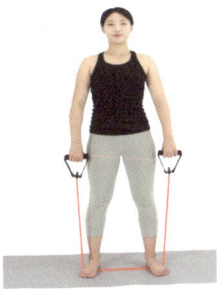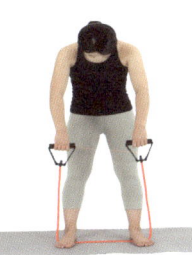

- 밴뒤 위에 어깨넓이로 다리를 벌리고 서서 시작 자세를 취한다.
- 호흡을 내쉬며 목부터 척추를 분절하며 숙인다.
- 호흡을 들이마시며 시작 자세로 돌아 온다.
- 5~10회 반복해서 실시한다.

Tip - 호흡을 들이 마실때 가슴을 최대한 피면서 흉곽을 확장 시킨다.

오픈 엘보 Open Elbows

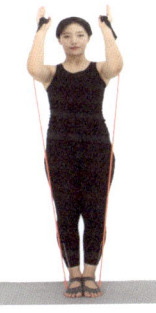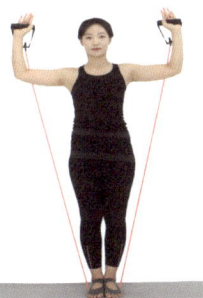

- 밴드 위에 서서 양 팔꿈치를 접고 손을 마주하고 잡고 시작 자세를 취한다.
- 호흡을 내쉬며 밴드를 잡고 있는 팔꿈치를 양옆으로 벌려 준다.
- 호흡을 들이마시며 시작 자세로 돌아온다.
- 5~10회 반복해서 실시한다.

Tip - 응용 동작으로 한쪽 팔은 고정하고 한쪽씩 실시할 수도 있다.

오픈 엘보 로테이션 Open Elbows with Rotation

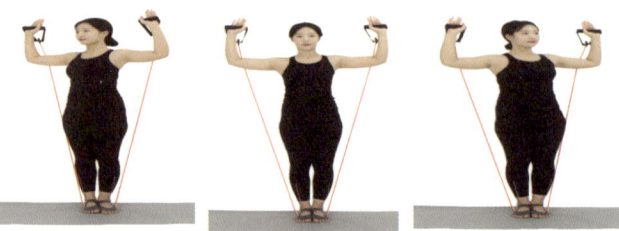

- 밴드 위에 서서 가슴 옆에 팔꿈치를 접고 서서 시작 자세를 취한다.
- 호흡을 내쉬며 팔꿈치를 고정한 상태에서 몸통을 회전 시켜 준다.
- 호흡을 들이마시며 시작 자세로 돌아와 반대쪽 방향으로 회전한다.
- 5~10회 반복해서 실시한다.

Tip - 회전할 때 팔을 벌린 상태를 유지하고 골반은 자연스럽게 따라 회전 시킨다.

크로스 스쿼트 Cross Squat

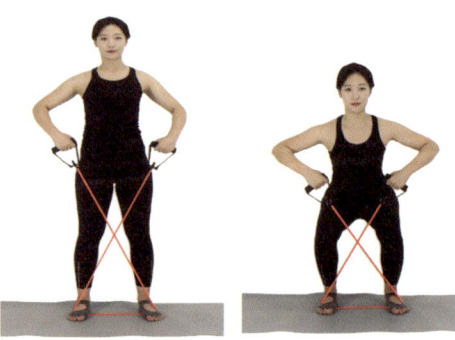

- 팔꿈치를 구부리고 양손을 교차해서 잡고 서서 시작 자세를 취한다.
- 호흡을 내쉬며 팔꿈치를 고정한 채 무릎을 구부려 스쿼트를 한다.
- 호흡을 들이마시며 시작 자세로 돌아와서 5~10회 반복해서 실시한다.

Tip - 난이도를 높이기를 원한다면 앉으면서 팔꿈치를 더 들어 올리며 실시한다.

스탠딩 머메이드 Standing Mermaid

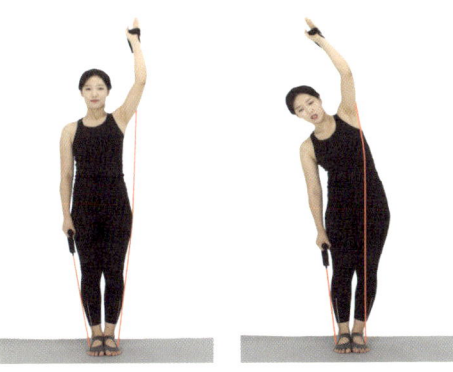

- 밴드 위에 서서 한쪽 팔을 머리 위로 뻗고 서서 시작 자세를 취한다.
- 호흡을 내쉬며 들고 있는 팔을 반대쪽 방향으로 기울여 준다.
- 호흡을 들이마시며 시작 자세로 돌아와 반대쪽 팔을 들고 실시한다.
- 좌우를 번갈아 가면서 5~10회 반복해서 실시한다.

Tip – 상체를 기울일 때 팔을 최대한 뻗으며 몸이 앞으로 기울지 않게 실시한다.

숄더 프레스 Shoulder Press

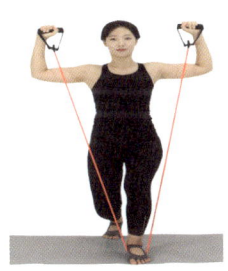 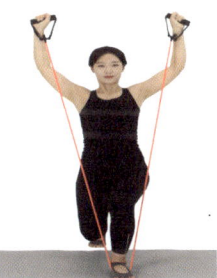

- 밴드 위에 서서 양쪽 팔꿈치를 접고 들어서 시작 자세를 취한다.
- 호흡을 내쉬며 접고 있던 팔을 머리 위로 들어 올린다.
- 호흡을 들이마시며 시작 자세로 돌아와 5~10회 반복해서 실시한다.

Tip – 어깨를 강화하는 가장 기본 동작으로 반동 없이 실시한다.

스쿼트 & 숄더 프레스 Squat with Shoulder Press

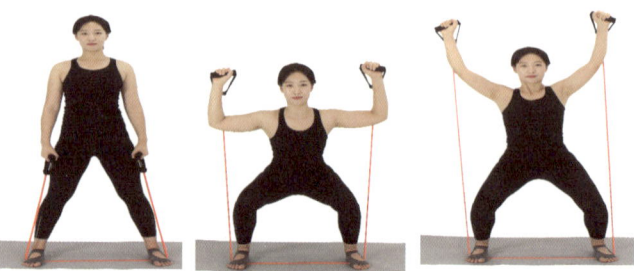

- 밴드를 양손에 잡고 서서 시작 자세를 취한다.
- 호흡을 내쉬며 스쿼트를 하면서 동시에 팔꿈치를 접어들어 올린다.
- 호흡을 들이마시고 내쉬며 일어나며 양손을 머리 위로 뻗어 올린다.
- 호흡을 들이마시며 시작 자세로 돌아와 5~10회 반복해서 실시한다.

Tip - 순발력을 향상시키는데 효과적인 방법으로 역도의 파워클린과 유사하다.

사이드 레터럴 레이즈 Side Lateral Raise

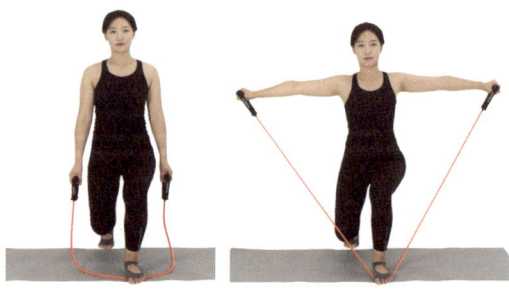

- 밴드를 양손에 잡고 서서 시작 자세를 취한다.
- 호흡을 내쉬며 밴드를 잡고 있는 양손으로 가슴 옆으로 들어 올린다.
- 호흡을 들이마시며 시작 자세로 돌아와 5~10회 반복해서 실시한다.

Tip - 어깨 측면을 강화하는 운동으로 런지를 하면서 동시에 실시할 수도 있다.

원암 로우 & 리치 One Arm Low with Reach

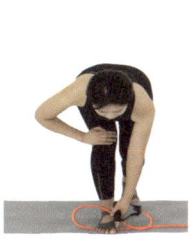 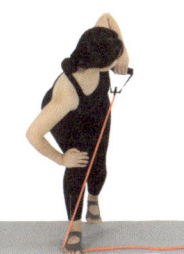 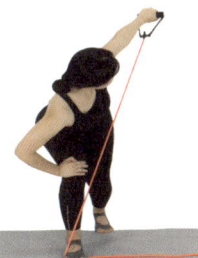

- 런지 자세에서 한쪽 무릎을 잡고 반대 손으로 밴드를 잡고 시작 자세를 취한다.
- 호흡을 내쉬며 밴드를 잡은 손을 팔꿈치를 접으며 사선 방향으로 잡아당긴다.
- 호흡을 들이마시며 시작 자세로 돌아왔다가 반원을 그리며 사선으로 들어 올린다.
- 5~10회 반복해서 실시 후 반대쪽을 실시한다.

Tip - 팔을 움직일 때 가슴을 최대한 확장시키고 회전하며 실시한다.

프론트 레터럴 레이즈 Front Lateral Raise

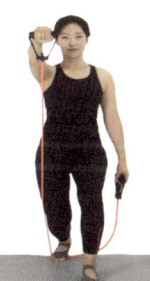 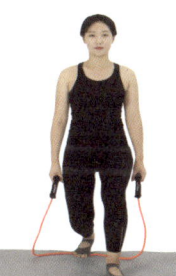 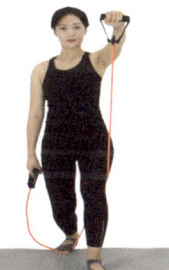

- 밴드를 양손에 잡고 런지 자세에서 시작 자세를 취한다.
- 호흡을 내쉬며 밴드를 잡고 있는 한쪽 손을 가슴 앞으로 들어 올린다.
- 호흡을 들이마시며 시작 자세로 돌아와 반대쪽을 실시한다.
- 좌우를 번갈아 가면서 5~10회 반복해서 실시한다.

Tip - 전면 어깨 근육 강화 운동으로 양손을 동시에 실시할 수도 있다.

아놀드 프레스 Arnold Press

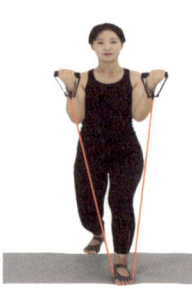 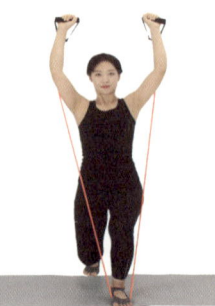

- 밴드를 양손에 잡고 팔꿈치를 접어 가슴 앞에 놓고 시작 자세를 취한다.
- 호흡을 내쉬며 밴드를 잡고 있는 양손을 회전하며 머리 위로 들어 올린다.
- 호흡을 들이마시며 시작 자세로 돌아와 5~10회 반복해서 실시한다.

Tip - 어깨 전체의 근육을 효과적으로 강화할 수 있는 동작이다.

트라이셉스 익스텐션 Triceps Extension

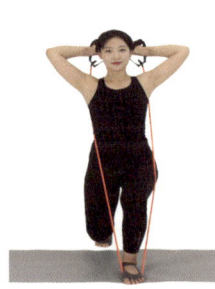 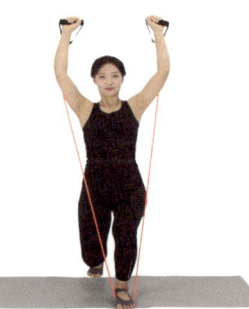

- 밴드를 머리 뒤에 양손에 잡고 팔꿈치를 접고 시작 자세를 취한다.
- 호흡을 내쉬며 밴드를 잡고 있는 양손을 머리 위로 들어 올린다.
- 호흡을 들이마시며 시작 자세로 돌아와 5~10회 반복해서 실시한다.

Tip -팔 뒤쪽의 삼두근을 효과적으로 강화할 수 있는 동작이다.

암컬 Arm Curl

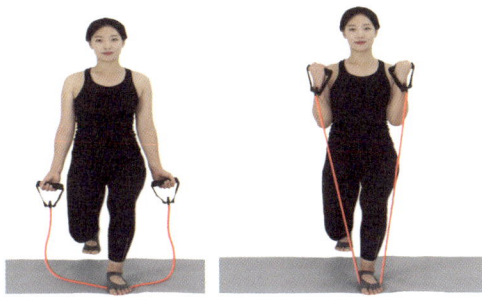

- 밴드를 양손에 잡고 팔꿈치를 벌리고 서서 시작 자세를 취한다.
- 호흡을 내쉬며 팔꿈치를 접으며 양손을 가슴 앞으로 들어 올린다.
- 호흡을 들이마시며 시작 자세로 돌아와 5~10회 반복해서 실시한다.

Tip - 상완이두근 강화 운동이며 손을 서로 마주 보고 하면 상완근이 강화된다.

리버스 컬 Reverse Curl

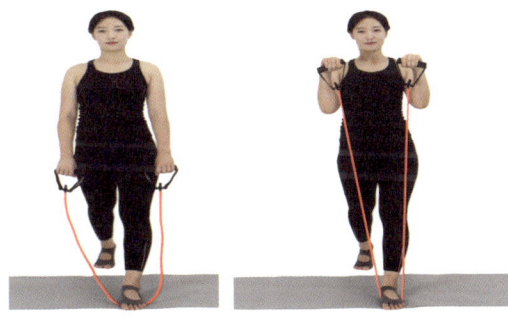

- 손등이 앞으로 향하게 밴드를 양손에 잡고 서서 시작 자세를 취한다.
- 호흡을 내쉬며 팔꿈치를 접으며 양손을 가슴 앞으로 들어 올린다.
- 호흡을 들이마시며 시작 자세로 돌아와 5~10회 반복해서 실시한다.

Tip - 상완이두근과 함께 전완근을 강화하는데 효과적인 동작이다.

프론트 레이즈 암 컬 Front Raise Arm Curl

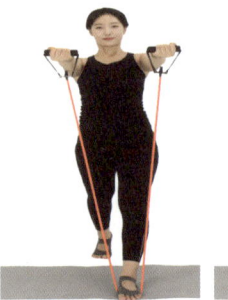 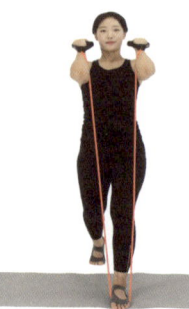

- 밴드 잡고 양팔을 어깨 높이로 들어 올리고 서서 시작 자세를 취한다.
- 호흡을 내쉬며 팔꿈치를 접으며 양손을 귀 옆으로 잡아당긴다.
- 호흡을 들이마시며 시작 자세로 돌아와 5~10회 반복해서 실시한다.

Tip - 상완이두근과 어깨를 함께 강화하는 운동이다.

오버헤드 스쿼트 Overhead Squat

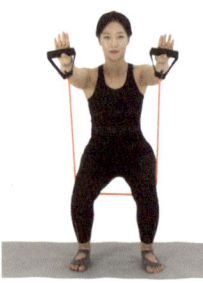 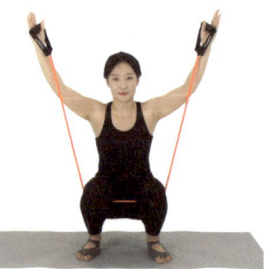

- 밴드 잡고 양팔을 어깨 높이로 들어 올리고 서서 시작 자세를 취한다.
- 호흡을 내쉬며 팔을 머리 위로 들어 올리며 스쿼트를 한다.
- 호흡을 들이마시며 시작 자세로 돌아와 5~10회 반복해서 실시한다.

Tip - 오버헤드 스쿼트는 대표적인 전신운동으로 후면 근육들 강화에 효과적이다.

사이드 런지 & 숄더 프레스 Side Lung with Shoulder Press

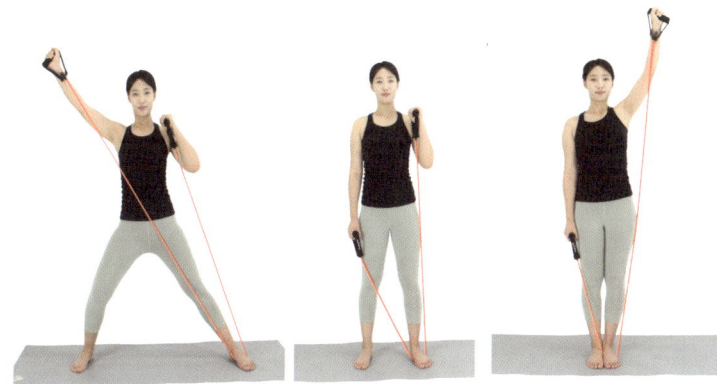

- 밴드를 양손에 잡고 한쪽 팔꿈치를 접고 서서 시작 자세를 취한다.
- 호흡을 내쉬며 사이드 런지를 하면서 아래쪽 밴드를 사선으로 들어 올린다.
- 호흡을 들이마시며 시작 자세로 돌아 오면서 반대쪽 손을 들어 올린다.
- 5~10회 반복해서 실시 후 반대쪽을 실시 한다.

Tip - 팔을 들어 올릴 때 최대한 길게 뻗어야 더 효과적이다.

부 록

추천도서 안내
교육안내
협력업체

추천도서 안내
전문가 완성을 위한 필독서

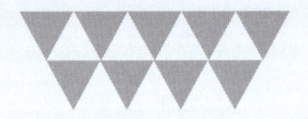

추천 참고 서적

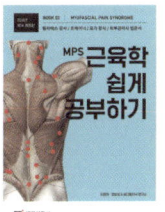 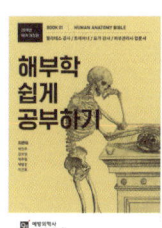 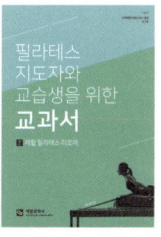 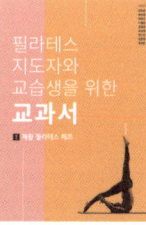 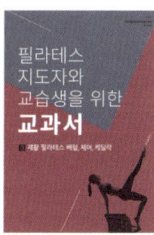

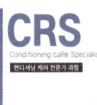 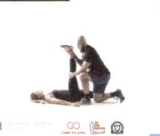 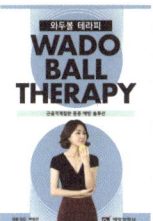 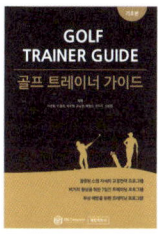 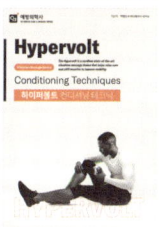 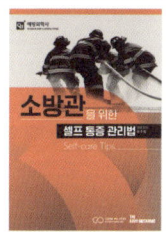

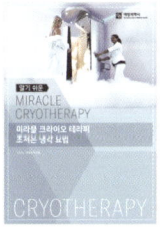 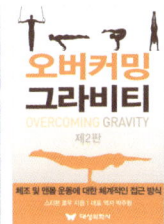 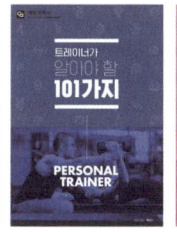 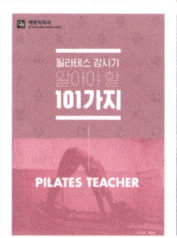 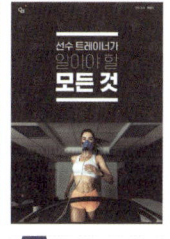

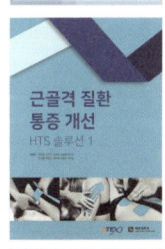 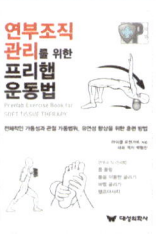 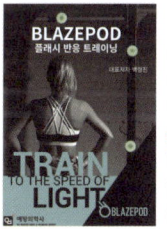 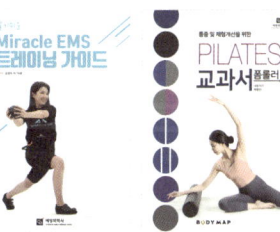

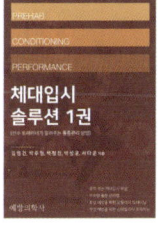 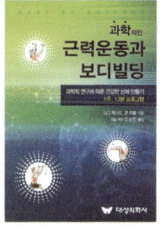 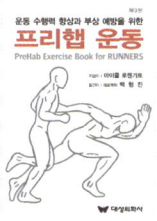 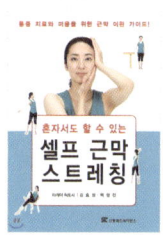

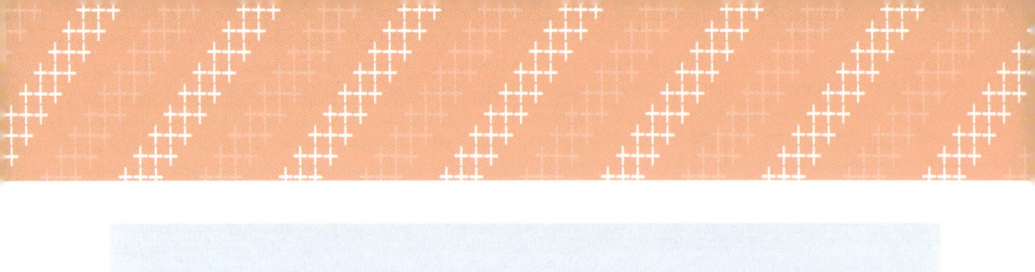
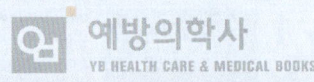

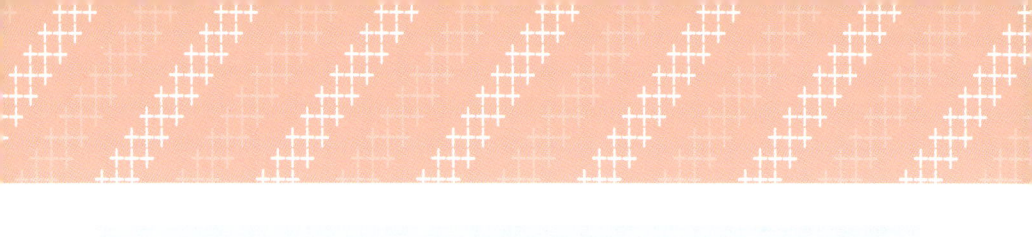

교육안내

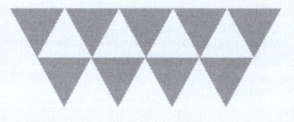

코어필라테스 / 바디메카닉 / 대한예방운동협회
커리큘럼 안내 Curriculum Structure

 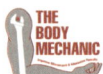

본 협회의 커리큘럼의 구조는 크게 5단계로 되어있습니다. 입문, 기초단계, 실전단계, 심화과정, 육성과정의 코스로 교육생의 수준 및 다양한 환경에 맞게 선택적으로 교육과정을 이수할 수 있습니다. 수년간의 교육 과정을 통해 완성된 본 협회의 커리큘럼을 직접 경험해보시길 바랍니다.

육성과정
바디메카닉 전문가 육성과정

5단계 : 통합 육성과정
모든 커리큘럼을 A-Z 수준별 과목 학습법에 대해 4개월동안 전체 커리큘럼을 배울 수 있는 장기간 학습교육 커리큘럼입니다.

심화과정
CRS, 자세교정 웨이트, HTS, 프리햅 운동법

4단계 : 심화과정
기능 해부학을 바탕으로 한 통증케어 및 동작분석에 대한 솔루션을 통해 실제 운동방법에 적용하는 단계입니다.

소도구 강좌
- 폼롤러 테라피
- 볼 테라피
- 소도구 테라피
- 하이퍼볼트 컨디셔닝
- 스파인코랙터 스프링보드

실전 테크닉

테크닉 개발
- HTS 힐링테이핑
- PNF 스트레칭
- FST 근막스트레칭
- FMT 기능성 움직임 평가
- 척추측만증 슈로스 운동법

실전 테크닉

케이스별 강좌 1
- 요통케이스 분석
- 발 교정 테이핑
- 어깨 불균형
- 근막경선필라테스 동작분석
- 둔근시퀀스
- 웨이트트레이닝 기초

실전 테크닉

케이스별 강좌 2
- 허리디스크 필라테스 솔루션
- 영양학 기초, 심화 강의
- 현장 세일즈 방법론 강의
- 임산부 산전/산후 필라테스 과정

실전 테크닉

3단계 : 실전 테크닉
현장에서 즉시 적용 가능한 테크닉을 배우는 단계입니다.

기초 다지기
필라테스 지도자과정 / 자세평가 동작분석 / 쌩기초 해부학 / 첫걸음 해부학
초보강사를 위한 스타터 시퀀스(기구별) / 해부학 프리햅 노트 /
해부학 쉽게 공부하기 저자특강 / 근육학 쉽게 공부하기 저자 특강
초보강사를 위한 케딜락 스트레칭 솔루션 / 만지는 해부학

2단계 : 기초 다지기
초보 필라테스 강사에게 필요한 핵심적인 해부학 지식을 전달하는 과정입니다.

입문
필알못, 필준생

1단계 : 입문
처음 시작하는 강사들이 필라테스의 이해도를 높일 수 있는 과정입니다.

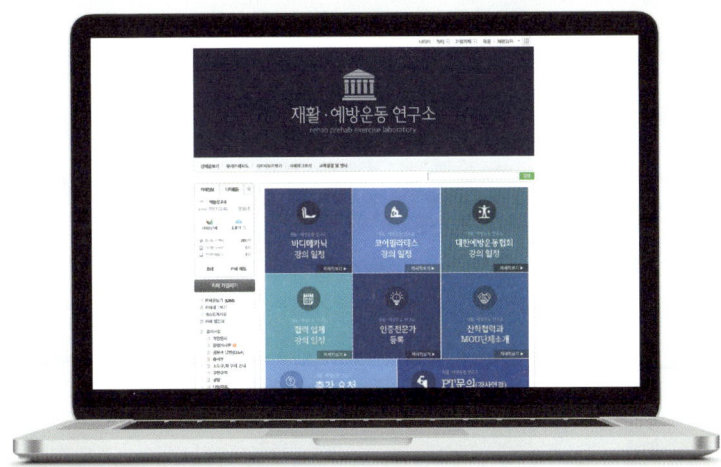

www.cafe.naver.com/prehablab

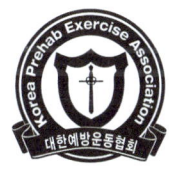

재활·운동예방연구소 소개

재활예방운동연구소는 국내 및 해외의 건강 관련 컨텐츠를 모아 통계, 분석하는 연구기관입니다.

더불어 국내외로 활발한 교육활동을 하는 교육기관이며, 건강 관련 분야의 종사자들에게 최신 연구자료들로 엄선된 컨텐츠를 제공하고 있습니다.

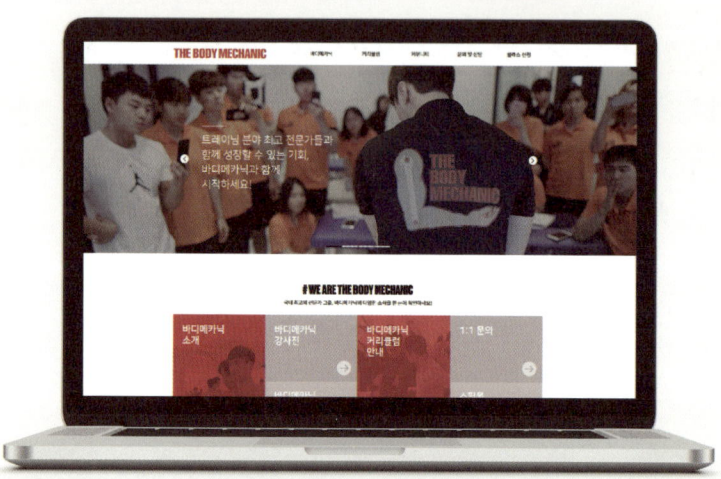

www.bodymechanic.co.kr

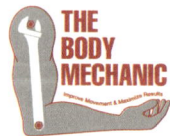

바디메카닉 소개

바디메카닉은 단순한 트레이닝을 교육하는 곳이 아닌 재활, 컨디셔닝, 체형에 최적화된 트레이닝을 지도하는 차별화된 교육기관입니다.

국내 최고의 트레이닝 전문가인 바디메카닉은 국가대표, 실업팀 선수 트레이닝뿐만 아니라 LG, 현대, 삼성 등 대기업을 대상으로 웰니스 강연을 매년 진행 중입니다.

오랜 시간 쌓아온 경험들을 토대로 체계적이고 과학적인 트레이닝 시스템을 구축하여 교육하고 있습니다.

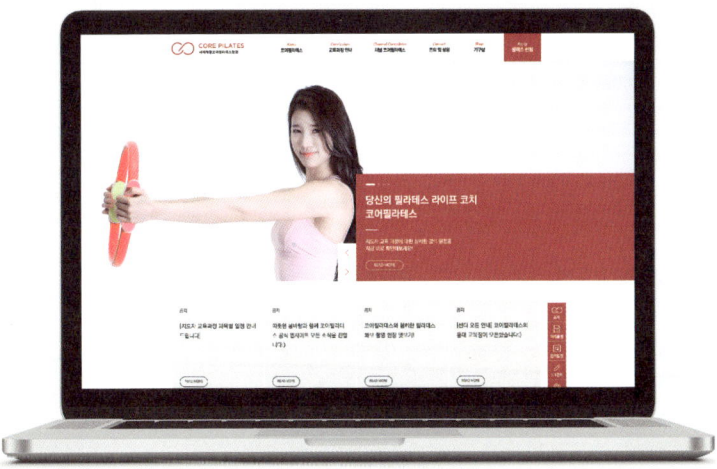

www.corepilates.kr

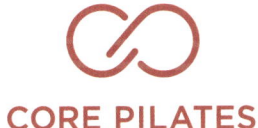

코어필라테스 소개

코어필라테스는 단순한 기구 사용법 교육이 아닌 운동, 재활, 체형에 대한 탄탄한 이론적 지식을 바탕으로 현장에서의 탁월한 지도능력을 갖춘 전문 강사를 양성하고 있습니다.

오랜 시간 현업에서 느낀 아쉬움을 보완하여 보다 체계적인 러닝 시스템(Learning System)을 구축하였습니다.

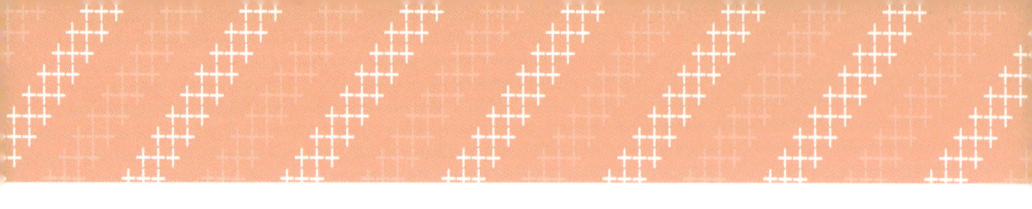
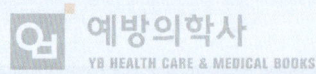

협력업체

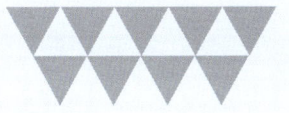

Hermo
BEAUTY & ESTHETIC

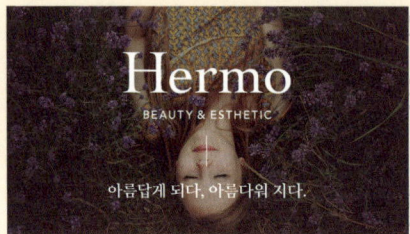

BRAND STORY »»

에르모, 시작부터 다르다.

예방운동 / 의학 / 뷰티매니저 / 헬스케어 전문가가 모여 전문적인 뷰티&에스테틱 브랜드 에르모가 탄생했습니다.

하나부터 열까지 전문가가 직접 만든 에르모만의 프로그램은 건강과 아름다움을 책임집니다.

Hermo Spirit »»

**에르모는
당신의 건강과 아름다움을 위해 태어났습니다**

에르모는 근본적인 건강과 아름다움을 최고의 가치로 여깁니다. 체계적인 관리 프로그램과 온전한 휴식 시간을 확보해 고객님의 건강과 아름다움을 지켜나가겠습니다.

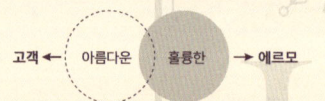

고객 ← 아름다운 → 훌륭한 → 에르모

Hermo (Hermosa)는 스페인어로
'**아름다운, 훌륭한**' 의 의미를 지니고 있습니다.

" **크라이오 테라피는
단, 3분이면 가능합니다.** "

몸의 온도가 극저온이 되면 몸은 스스로 열을 내기 위해 몸속 갈색지방을 통해 축적된 백색 지방을 연소시킵니다.

이 과정에서
단 3분만에 무료 800kcal 소모 가 가능합니다.
이는 런닝머신을 3시간동안 타야만 소모되는 칼로리와 맞먹습니다.

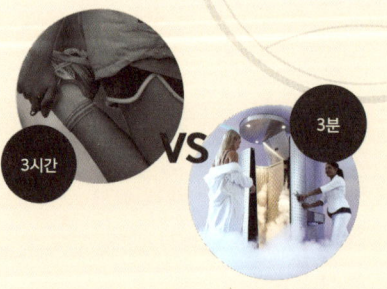

3시간 VS 3분

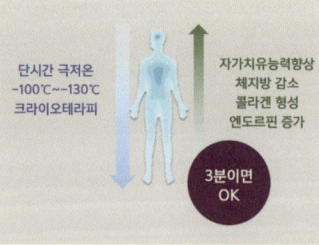

단시간 극저온
-100℃ ~ -130℃
크라이오테라피

자가치유능력향상
체지방 감소
콜라겐 형성
엔도르핀 증가

3분이면
OK

" 크라이오 테라피는 "
효과가 입증된 치료요법 입니다.

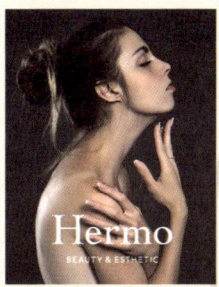

1. 크라이오테라피의 어원은 그리스어로 cryo[차가움] + teraphy[치료] 입니다.
크라이오테라피는 이미 1970년대 말부터 러시아, 일본 등에서
그 효과가 입증된 치료 요법 중 하나입니다.

2. 기체 질소를 이용해 온도를 -100C ~ -130C까지 떨어뜨려
신체의 온도를 단시간 극저온으로 낮추어 신체의 자가치유능력을 향상시켜
치료와 건강개선에 도움을 줍니다.

3. 이미 1970년대말부터 일본, 러시아, 미국, 영국, 프랑스 등에서
연구되어온 치료 요법으로 현재 해외에서는
건강은 물론 미용을 위한 요법 목적으로 널리 활용되고 있습니다.

다이어트만? NO! 크라이오테라피
3분의 기적을 체험하세요!

콜라겐 형성 + 피부 진정 효과
푸석한 피부, 아토피, 건선
크라이오 테라피는 피부의 콜라겐 형성에 도움을 주어 탄력있는
피부를 만들고 건선과 아토피 증상 완화에 도움을 줍니다.

엔도르핀 촉진 + 피로회복
스트레스, 불면증, 피로, 무기력증
단시간 극 저온으로 진행되는 냉각요법은 신경계를 자극해
체내 엔도르핀을 활성화시켜 염증과 통증 완화와 더불어
일상에서 축적된 피로에 대한 회복감을 느끼는데 도움을 줍니다.

자가 치유 능력 + 운동 능력 향상
빠근한 근육, 관절통증
극저온 냉각 요법은 몸의 혈액 순환의 속도를 획기적으로 높여
체내에 축적된 피로물질 배출에 도움을 주고 이를 통한 체력 회복과
운동 수행 능력 향상에 효과적 입니다.

"" Q & A
크라이오, 이것이 궁금하다

정말 다이어트에 효과가 있나뇨!
신체 온도가 급격히 내려가면 몸은 스스로 열을 내기 위해 체내의 지방을
태우게 됩니다. (갈색지방이 백색지방을 연소시키는 작용) 이 과정에서
체지방 감소와 신경, 피부세포, 근육, 골격계의 자가 치유 능력이 향상됩니다.

다이어트에만 효과가 있나요?
다이어트와 셀룰라이트 개선 효과는 물론 콜라겐 형성에 도움을 주어 피부
진정에 효과가 있습니다. 통증 개선과 엔돌핀 분비를 촉진해 우울감과
무기력감 해소, 불면증에도 효과가 있어 운동선수는 물론 컨디션 관리가
중요한 분들이 애용하고 있습니다.

어느 정도 받아야 효과가 있나요?
개인의 몸 상태에 따라 다르지만 대체로 최소 8주 동안 정기적으로 20회 이상
받았을 경우 확실한 변화를 느낄 수 있습니다. 기초 대사량을 높이고 싶으시
다면 (백색지방이 갈색지방화 되는과정) 3개월 동안 꾸준히 크라이오테라피를
관리 받으시는걸 추천드립니다.

감기에 걸리진 않을까요?
걱정하지 않으셔도 됩니다. 극저온에 일시적으로 체온이 내려갈 뿐 시술 후
에는 금방 체온을 회복합니다.

www.hermobeauty.com

플린스튜디오 | Beyond the Perfection
필라테스 감성 바디프로필 전문 스튜디오 | 완벽함을 넘어서는 아름다움을 찾는 곳

Studio FLYN

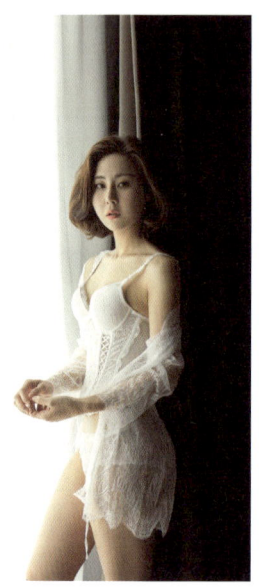 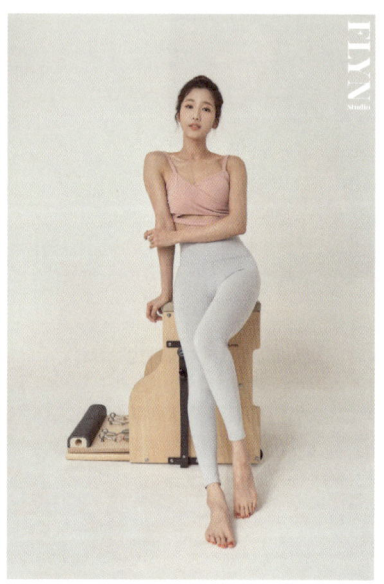

플린스튜디오는 Color horizon과 Special Concept, Pilates Concept 3가지 라인으로 구성된 **바디프로필 전문스튜디오** 입니다.

모델의 **'아이덴티티'**에 맞게 배경, 의상, 시선, 표정, 포징, 조명을 개별적으로 구성하고 완벽하게 조율하는 촬영스타일을 추구합니다. 플린 스튜디오와 함께 바디프로필 전문가가 구현하는 고감도의 이미지와 **새로운 이미지의 '나'**를 만나보세요.

플린스튜디오
필라테스 감성 바디프로필 전문 스튜디오

Beyond the Perfection
완벽함을 넘어서는 아름다움을 찾는 곳

Studio FLYN

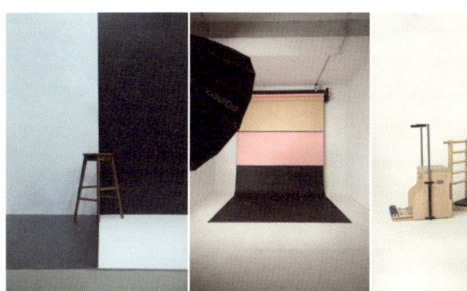
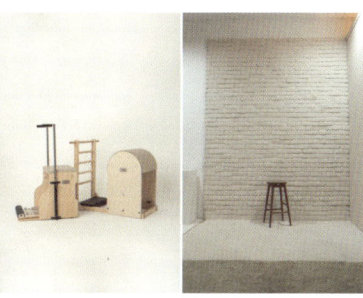
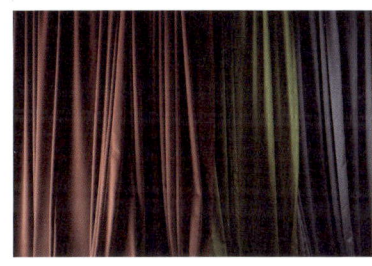
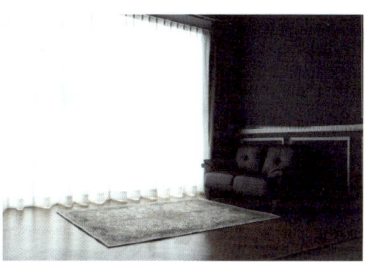

3개의 핵심 컨셉과 8개의 세부 컨셉으로 구성되어,
모델에게 적합한 다양한 연출과 컨셉 초이스가 가능합니다.

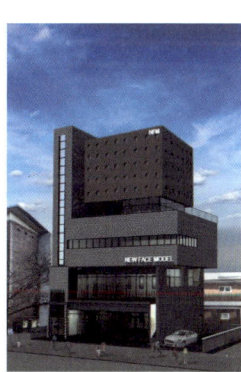

찾아오시는 길 >
서울 마포구 서교동 451-38, 지하2층

카카오 플러스 >
TALK flyn_studio

인스타그램 >
flyn_studio

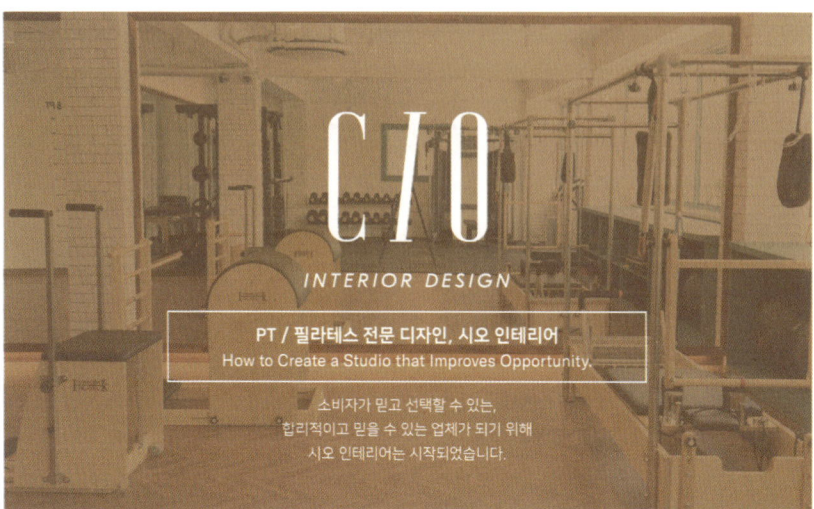

Our Story

01. 센터 전문 디자인의 시작은 컨설팅부터.

시오의 프로젝트는 '임대계약 전 단계'부터 시작됩니다.
상권의 특성과 접근성을 고려하고, 임대공간의 컨디션을 체크하고, 인테리어 파트에서의 제한점과 중점사항을 끊임없이 고객과 나누며, 최상의 공간을 임대하실 수 있도록 보조합니다.

02. 필라테스, 피트니스 전문가의 합리적인 공간 설정.

시오는 피트니스&필라테스 전문 회사입니다. 평수와 운영시스템, 동선, 근무하시는 선생님 수에 따라 유산소/샤워실/기구공간/휴식공간/상담공간을 배치하고 분배합니다. 인테리어 전문가가 아닌, 피트니스&필라테스 전문가로써의 시선은 시오인테리어만의 장점입니다.

03. 정직하고 투명한 견적서.

시오의 견적서는 투명하고 정확합니다. 터무니 없이 저렴한 견적서와 공사 내용의 정확하게 보이지 않는, 혹은 비전문가가 보기에 너무 어려운 견적서가 아닌, 사업주가 한눈에 확인하고 점검할 수 있는 견적서를 제공합니다.

04. 오픈 센터에 필요한 부분을 한 번에!

시오는 다양한 비즈니스 파트너를 통해, 센터 오픈에 필요한 다양한 사업 네트워크를 확보하고 있습니다. 전단지와 웹사이트 현수막등은 물론, 광고영상-이미지 전문 파트너, 컨설팅 및 홍보마케팅 전문 파트너등 사업주가 어려움을 겪을 수 있는 모든 부분에서 탄탄하고 체계적인 솔루션을 제공합니다.

About us

시오는 디자인팀&시공팀&피트니스-필라테스 컨설팅팀 이 3개의 팀이 하나의 몸처럼 협업하여 디자인을 창조합니다. 각 분야에 최적화 된 3개의 팀은 각자의 필드에서 최고 역량을 발휘하며, 동료들과 빛나는 코웍을 보여줍니다. 유산소 공간을 만드는 작은 선택에도, 회원들의 동선과 일조량, 뷰포인트, 전체공간대비 효율성을 따지며, 신발장의 수납 갯수 조차도 허투로 정하지 않습니다.
열정적이고, 전문적인 3개의 팀으로 구성된 시오인테리어는 이제 막 새로운 사업을 시작하려는 여러분에게 최고의 선택이 될 것 입니다.

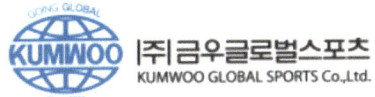

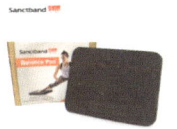
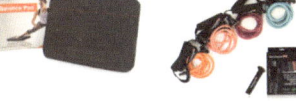
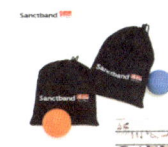
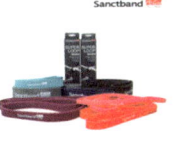
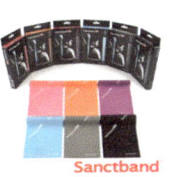

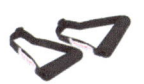
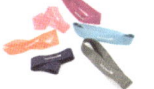
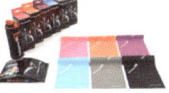
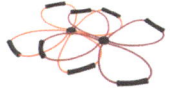
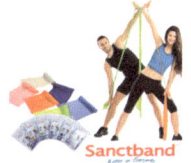

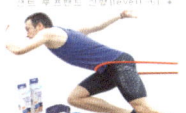
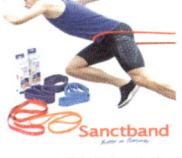
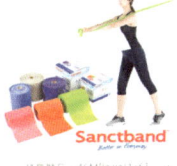
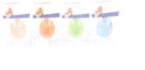
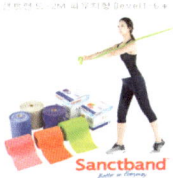
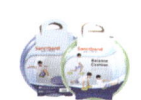

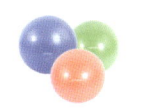
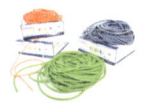
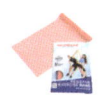
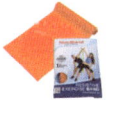
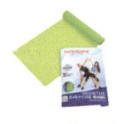

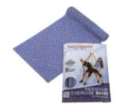

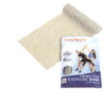
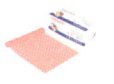
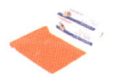

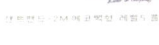

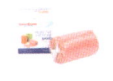

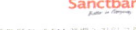
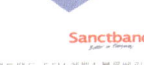
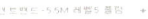
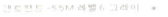

BODY ART® | Product

고객님을 위해 최고의 상품을 준비하고 있습니다.

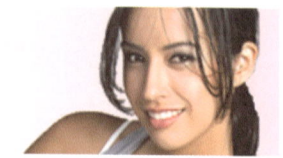

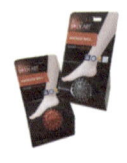	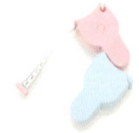	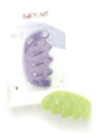	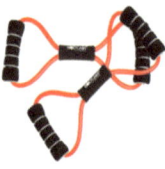	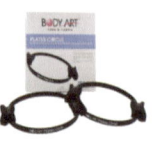
발마사지볼	미용돌자	반달겔리그립	8자 튜빙밴드	필라테스서클
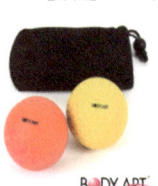	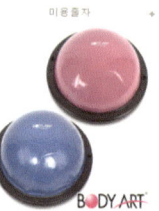	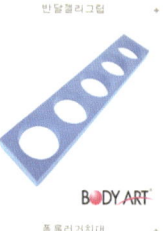	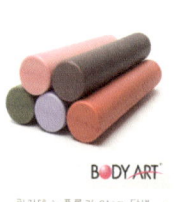	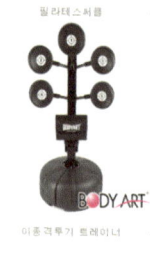
마사지볼세트	돔볼	폼롤러거치대	필라테스 폼롤러 91cm 단색	이종격투기 트레이너
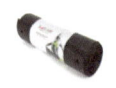	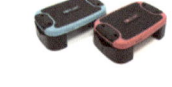	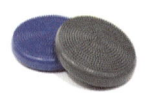	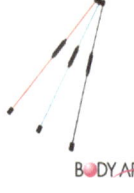	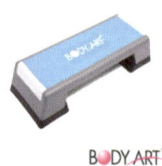
프리미엄 핼스매트	알티 에어로빅 스텝박스	밸런스 트레이너	플렉스바	프리미엄 에어로빅 스텝박스
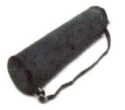	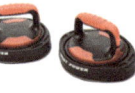	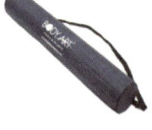	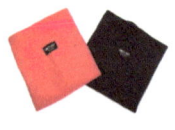	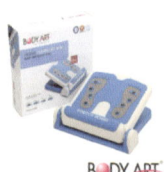
디럭스 요가가방	3WAY 트위스트 푸쉬업바	폼롤러가방	폼롤러커버	스트레치보드(돌기형)
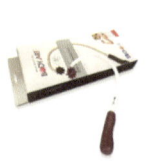	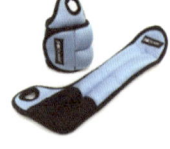	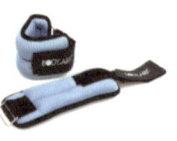	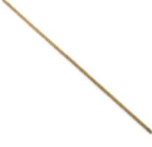	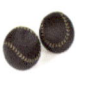
마사지스틱	중량밴드-손목형	중량밴드-발목형	스트레칭목봉 - 애쉬 고급형	미니베이스볼그립

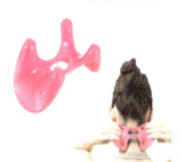 소프트덤벨세트	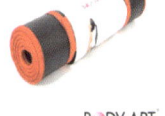 10mm 코어트레이닝매트	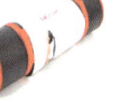 뉴 파워악력기	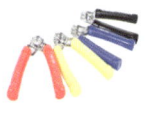 젤리 마사지볼	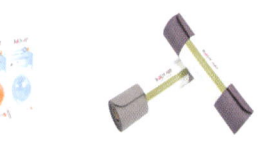 프리미엄 TPE 닷미요가매트
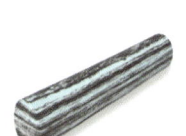 목(木) 마사지	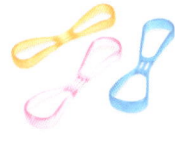 바디아트 굿프 젤리밴드	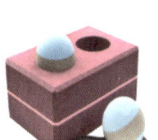 억서사이즈 휠	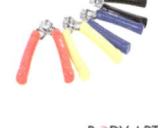 요가블럭&마사지볼	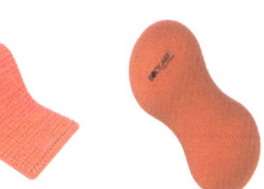 바디아트 듀얼 마사지볼
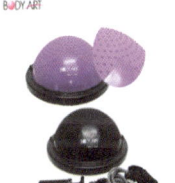 바디아트 필라테스 폼롤러 91cm +	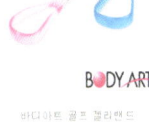 진동폼롤러	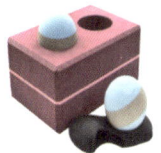 엘라스틱밴드	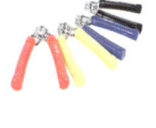 킥싱마사지매트	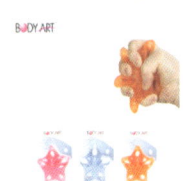 바디아트 피넛 마사지볼
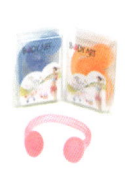 돌기형 돔볼	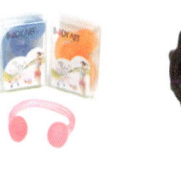 드 푸쉬업바	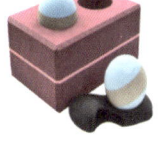 트레이닝글러브	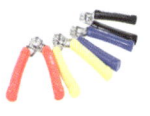 킥미트	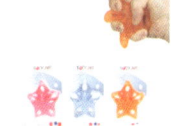 발끌리그립
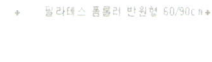 뉴 젤리밴드(핫젤리밴드)	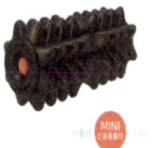 미니진동폼롤러	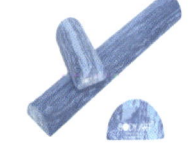 필라테스 폼롤러 반원형 60/90cm +	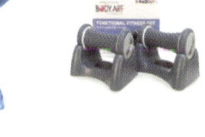 아령&푸쉬업바	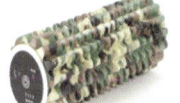 진동폼롤러 - 밀리터리

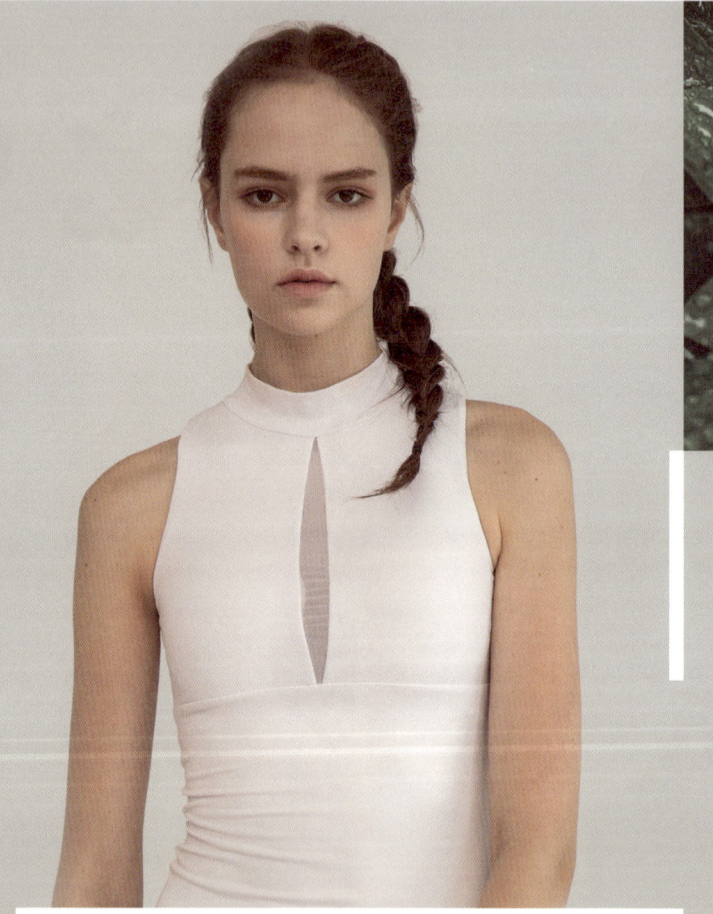

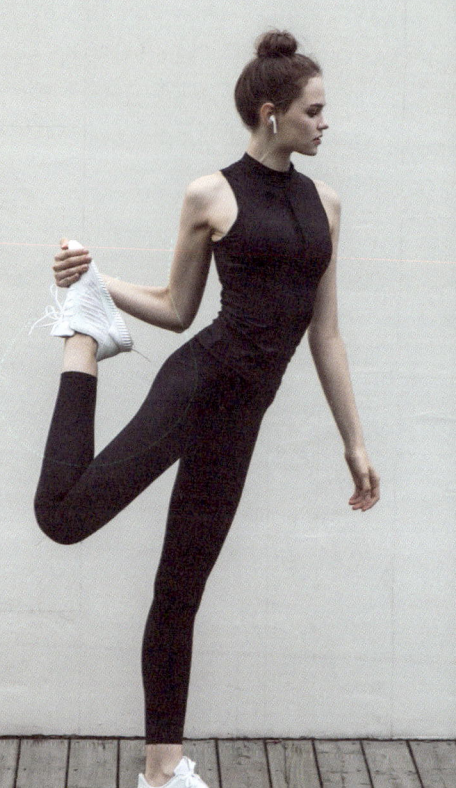

Promise

보유웨어가 "약속" 하겠습니다

매일을 입어도 편안하도록
자주 입어도 변함없도록
피부와 밀착하는 만큼 부드럽도록

그리고

아름답도록

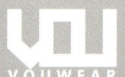

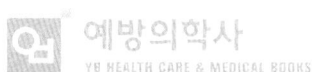